高血壓

治療與中醫調養

徐大基 著

商務印書館

高血壓治療與中醫調養

作　　者：徐大基
責任編輯：何小書　蔡梲音
封面設計：麥梓淇
出　　版：商務印書館（香港）有限公司
香港筲箕灣耀興道 3 號東滙廣場 8 樓
http://www.commercialpress.com.hk
發　　行：香港聯合書刊物流有限公司
香港新界荃灣德士古道 220-248 號荃灣工業中心 16 樓
印　　刷：美雅印刷製本有限公司
九龍觀塘榮業街 6 號海濱工業大廈 4 樓 A
版　　次：2021 年 11 月第 1 版第 1 次印刷

ISBN 978 962 07 3457 1
Printed in Hong Kong

基於每人體質、病情各異，讀者如有健康問題，宜諮詢相關醫生的意見。本書作者已盡力提供最準確的資料，惟作者與出版社不會為任何對本書內容的應用負上醫療責任。

序一

高血壓，俗稱血壓高，無論作為疾病還是症狀，對現代人來説都不陌生，很多人甚至認為只要上了年紀，或多或少都會有些高血壓，這也反映了該病的高發性和普遍性。2019 年，世界衞生組織指全球約有 11 億 3 千萬人患高血壓，而只有不到五分之一的患者得到控制。在中國，高血壓人羣已高達 3 億 3 千萬；香港衞生署在 2014 至 2015 年度的人口健康調查中發現，本港每四個人中就有一人患高血壓，而其中有一半患者在平時竟未有察覺！

高血壓的臨床表現以體循環動脈壓升高為主。該病發作時可伴有頭暈、頭痛、視物不清、疲勞、心悸等症狀，平素一般沒有症狀，很多患者往往在出現併發症後才發現患病，所以高血壓常被稱為「隱形殺手」。高血壓也是心腦血管疾病的主要致病因素，後果危重。因此，關注血壓，對於個人的健康管理、疾病預防以及減少高血壓併發症的發生等具有重要意義。

臨床上，我們見到很多高血壓患者，在確診初期，非常認真對待，積極配合治療。血壓得到初步控制後，常開始逐漸懈怠，放鬆警惕，以致出現中風或者更為嚴重的臨床後果。其實，在治療控制下的「正常血壓」，仍是一顆「隱形炸彈」，必需精心調護，防止血壓失控。藥物或非藥物治療是控制血壓的治標之法，減少血壓升高的內在因素是極為重要的調護因素，這些因素包括但不限於：舒張壓的增高可能與飲食、血黏度、血脂、末梢循環通暢程度等因素有關；收縮壓的升高，與作息特別是睡眠時間、情緒波動情況、生活壓力等因素有很大的關係，因此，對於高血壓的日常調護，不可大意，治療控制下的「正常血壓」一如受壓下的彈簧，調護不當，極易出現「彈力爆發」的情況。

徐大基教授師出名門，從事中醫臨床數十載，深得岐黃精髓。徐教授基於臨床所見，認為高血壓作為諸多危重併發症的禍端源頭，實有必要提高人們對該病早期診斷、治療及調理等的重要性認識，故成此書。全書在內容上中西融合，豐富詳實；在佈局上條分縷析，綱舉目張；在文獻資料上博覽約取，薈萃其精；在案例舉隅上畫龍點睛，圖文並茂，實為難得的一本好書！吾得先機一飽眼福，驚嘆作者之用心與付出！值此金秋之際，謹志數語，爰以為序。

香港浸會大學協理副校長、中醫藥學院臨床部主任
曾肇添中醫藥臨床講座教授
卞兆祥教授
辛丑中秋

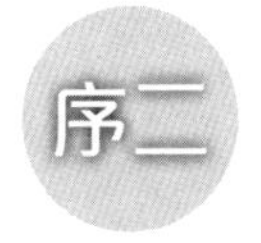

序二

徐大基博士是我忘年摯友，時有切磋交流，深知他勤於學問，岐黃功底扎實，臨床實踐有專，欣然應邀為其近作《高血壓治療與中醫調養》一書作序。

「高血壓病」是西醫的病名，中醫臨床未建立相應名稱，而以高血壓病症現證，辨識其病機及論治。無論中西醫對表現高血壓症狀患者的診治，均存在發病基本原因尚不完全清楚，治療效果基本亦難達到痊癒。更是本病可發生於臨床各科，臨床存在甚多有待解決的問題，故而本病屬疑難病、常見病、多發病。其併發症、合併症亦多見，嚴重影響預後。

大基博士從臨床實際出發，編寫高血壓病症的防治一書，具有普及知識，啟迪專研的重要意義。

本書論及「認識高血壓」、「診斷高血壓」、「治療高血壓」、「高血壓病常見併發症」及「高血壓病認識上的十大誤區」等內容；以中西醫的理念交融，理論與實踐互補，從循證調護角度簡明地介紹了高血壓的早診斷、早治療的防治措施。我讀畢本書書稿後，更深刻感到在高血壓的防治問題上，的確存在一些醫源性的影響、習俗上的誤區、認識上的不足，造成患者投醫章亂，自我調治走偏。如高血壓患者宜低鹽、低脂、少膽固醇含量的飲食，肥胖者宜加強運動，卻常因醫方強調，患方誤識，竟以為最好不吃油鹽、肉食，造成低鈉症、營養不良症、疲勞症；高血壓肥胖者以為越超量運動越有助減肥降脂，卻引起突發中風等等，這些誤區都是當前亟待關注和正確引導的問題。本書編寫的初衷正在於此。

我認為現今對高血壓的治療手段原則上屬「疏通河道」原理，因此糾正誤區，研究「治本之法」，提高臨床治療水平仍然是目前需要正視的問題，編者在本書中正體現了這一針對性。對高血壓症和病的相同與不同概念內容及其相關性進行了明確的定位，集中論述了高血壓常見症、併發症、合併症是高血壓病的疑難之處和研究的深度所在。在〈高血壓的循證調護〉章節中，詳細地介紹了預防措施，以提高人羣對高血壓早發現、早治療的防治意識。本書雖以普及為重點，卻反映出研究高血壓需要探索的一些問題：普及與深研相結合；中西醫優勢互補；防、治、養綜合論治等的深層次研究。由此可見本書對於臨床醫生診治各種類型高血壓病及其併發症、合併症，或特殊類型的高血壓病都具有一定的參考價值。

本書主要內容在其他相關書籍中論及不多，特別對「中醫對高血壓病因病機的認識及治療」具有求實性、新穎性、前沿性；在編寫格式上也不雷同，全書專業性強，以簡馭繁，普及易懂，啟迪深研，大眾讀者可實際應用，專業人員亦可參考，難能可貴，特此推薦。

國醫大師

劉敏如教授

2021 年 9 月 18 日於北京

自序

高血壓是一種世界性的常見病、多發病，其發病率幾乎佔成年人的四分之一，且有逐漸上升趨勢，高血壓也是心腦血管疾病的首要危險因素，高血壓及其併發症已佔全球死亡原因的首位。高血壓不僅嚴重影響患者的預期壽命和生存質素，而且造成了巨大的公共醫療負擔。

在日常診症時，經常接診因高血壓導致腎衰、中風、心梗等患者。回顧患者的病史，常常發現這些嚴重的病症，如果在幾年前、幾個月前、幾天前，甚至幾個小時前，對之加以重視，控制血壓、救治調養，都不至於令後果變得嚴重。

可惜很多患者或許從來沒有想過自己會是高血壓患者，又或者即使知道了，也不知道要怎麼做才好。因此，我在這本書中重點剖析三個問題：

1. 高血壓病從哪裏來 —— 病人為甚麼會得高血壓？

2. 高血壓病會到哪裏去 —— 高血壓會有哪些併發症？未來預後會是怎麼樣？

3. 高血壓病要如何應對 —— 如何預防、治療和調養？

在本書即將付梓之際，首先要感謝許許多多患者朋友的支持與信任，感謝香港浸會大學協理副校長卞兆祥教授和德高望重的國醫大師劉敏如教授在百忙中為本書作序，再感謝朋友任美霞女士為本書提出了許多寶貴意見。

同時，必須感謝尊敬的導師黃春林教授、國醫大師張琪教授多年來傳授有關高血壓中醫治療的寶貴經驗，並感謝尊敬的國醫大師鄧鐵濤教授多年來的關心和指導，書中也有適當篇幅收錄了三位老師的觀點。而今，尊敬的張琪教授與鄧鐵濤教授先後作古，悲痛之情久久不能平靜，謹此紀念兩位尊敬的恩師。

本書是在應診、教研工作之外抽空完成，雖力圖全面、準確，但終因時間、能力所限，紕漏不當之處唯恐不少。本着學術交流、經驗分享的目的，呈獻此書予廣大讀者，期請各位讀者朋友不吝指正。然而，必須說明的是書中所言僅為醫學常識及個人臨證體會，不可代替正式的診症，讀者切忌按圖索驥，自行配藥，以免差誤。

因為新冠疫情，香港封關，裹足難行，在近兩年的時間裏未能回到家鄉看望逐漸年高的父母，心生無限的愧疚，因此，我要把本書獻給我敬愛的父母，祝福敬愛的父母和天下父母健康長壽，同時也祝福廣大讀者朋友身心健康。

徐大基

辛丑年中秋於香港

目錄

第三部　高血壓的循證調護

第一部

高血壓的基本認識和診斷

一、認識高血壓

何謂血壓？

血液輸送到全身組織器官需要一定的壓力，這個壓力就是血壓。由於作用與反作用的原理，血液在血管裏推送時所遇到的阻力，也叫做血壓。

血液流經血管會對血管產生壓力，流經動脈產生動脈血壓；流經毛細血管產生毛細血管壓；流經靜脈產生靜脈壓。

所謂血壓，通常指動脈血壓。循環血液之所以能從大動脈依次流向小動脈、毛細血管、小靜脈和大靜脈，是因為血管之間存在遞減性的血壓差。

表 1.1　血壓形成的基本因素

血壓形成條件	機制
心室收縮射血所產生的動力	心室收縮射血，直接作用到動脈血管壁，這是動脈壓力的直接來源。如果心跳停止，就不能形成血壓。

血壓形成條件	機制
必須有足夠的循環血量	如果循環血量不足，血管壁處於塌陷狀態，就失去了形成血壓的基礎。如意外大出血，大量出汗、腹瀉及長期少飲食，可因血容量不夠而出現血壓降低，有的甚至導致休克。
大血管壁的彈性	心室收縮時，心臟射血對動脈產生壓力，令血管裏的血液向前推進；當心臟舒張時，主動脈瓣關閉，射血停止，但血管裏的血液仍繼續向前推進，並使主動脈壓在舒張期維持在一定的水平。這是因為心臟搏血時，大動脈壁被擴張的彈力纖維發生回縮，促進血液運行。

高血壓的定義

血壓升高是一種現象，有的是一次性升高，不一定是病；如持續升高則是疾病，稱為高血壓。高血壓定義是以體循環動脈血壓增高為主要特徵，可伴有心、腦、腎、血管等靶器官的功能或器質性損害的臨床綜合症。

〈中國高血壓防治指南〉2018 年修訂版將高血壓明確定義為：對於 18 歲以上任何年齡的成年人，在未使用降壓藥物的情況下，診室收縮壓 ≥140mmHg 和（或）舒張壓 ≥90mmHg 。根據血壓升高水平，將高血壓分為一級、二級和三級。根據血壓水平、心血管危險因素、靶器官損害、臨床併發症和糖尿病進行心血管風險分層，分為低危、中危、高危和很高危四個層次。

表 1.2　收縮壓和舒張壓

血壓	特點
收縮壓（SBP）	俗稱高壓或上壓。心臟在收縮把血液送出，對血管造成的壓力，這時候血壓稱作「收縮壓」，指的是心室收縮期的血壓。心臟每搏輸出量及大動脈血管彈力對收縮壓影響較大。
舒張壓（DBP）	俗稱低壓或下壓。由於動脈血管的彈性擴張作用，使心臟在舒張期間即使左心室的中斷射血，動脈內的血流仍持續流動，並維持血液對血管壁的一定側壓力，這個血壓就叫「舒張壓」，指的是心室舒張期的血壓。心率及外周血管阻力對舒張壓有較大影響。

測量血壓

血壓測量的注意事項

- 正在測血壓時，一般要求避免肢體擺動及談話。
- 如使用手臂式血壓計，可以坐位或臥位測量上臂血壓。如果是坐位測量，需要準備適合受測者手臂高度的桌子，以及有靠背的椅子；放鬆並舒適及安靜地靠着椅背坐下，雙腳平放在地上，讓前臂輕放於桌面上。手肘放在與心臟水平的位置。如果是臥位測量，則需準備受測者肘部能外展 45° 的體位。
- 包圍上臂的袖套應在肘窩之上兩至三厘米。袖套的標記處放在肱動脈搏動位。置橡皮軟管朝手掌心方向。袖套應該均勻束緊一臂，但勿綁得太緊。

- 量度血壓的上臂部位盡量不應有衣物的拘束，以免對血管造成束縛而影響血壓測量之結果。

- 選用合適尺碼的袖套。過細的袖套可能導致測出的血壓偏高，相反，過大的袖套可能導致測出的血壓偏低。

- 在測量血壓時，通常測量兩次，間隔一至兩分鐘，兩次差值，如收縮壓差別小於或等於 10mmHg，舒張壓差別小於或等於 5mmHg，則取兩次測量的平均值。若兩次檢測血壓差別較大，如收縮壓差別大於 10mmHg，舒張壓差別大於 5mmHg，則需作第三次檢查，取三次測量的平均值。

- 通常需測量雙上臂血壓，以血壓讀數較高的一側作為測量的上臂。如肢體安置了人造血管、血管支架及為血液透析而準備的動靜脈內瘻，則該側肢體避免測量血壓。

- 經常出現體位性低血壓情況者，應加測站立位血壓。站立位血壓在臥位或坐位改為站立位後一分鐘和三分鐘時測量。

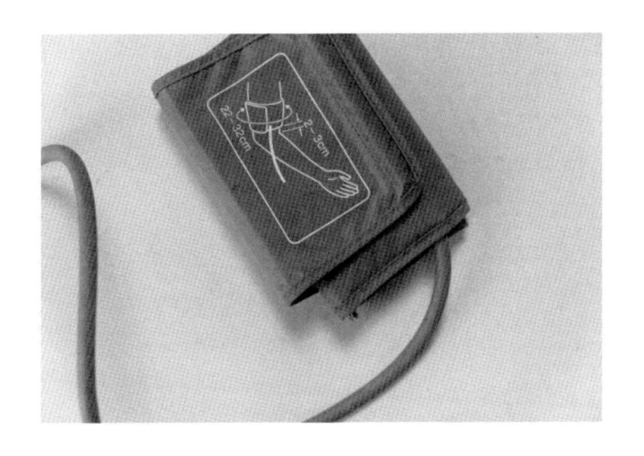

- 在測量血壓的同時，應測定脈率。量度後即時正確地記錄在簿上。必要時可行動態血壓監測（Ambulatory blood pressure monitoring, ABPM）。

測量左側還是右側手臂？

健康的人一般右上肢血壓高於左上肢，這是血管解剖生理決定的，並與人們慣用右手有關，所以臨床中普遍以右手血壓為主。但也有不少人左上臂血壓更高一些，如左撇子左側手臂的血壓會較高一些。

當左右上臂血壓不一致時，應採用數值較高那側手臂測量的血壓值。所以初次測血壓的人，可以左、右上臂血壓都測，以找出哪側手臂的血壓較高。

一般而言，左右臂血壓差在一段時間內是不會改變的，因此，下次測的時候就以血壓高那一隻手為準就行。又由於左右手臂所測血壓常相差 5-10mmHg，因此在測量血壓時，如左右臂血壓不相同，不用緊張。若兩臂之間的血壓差異持續大於 20mmHg 時，則很有可能有主動脈弓縮窄及上肢動脈閉塞等血管病變，或動脈粥樣硬化性疾病，[1] 需考慮進行彩色多普勒超聲波（Doppler ultrasound）檢查或動脈造影檢查。若兩側都存在血管閉塞或硬化，只是程度不同者，也可出現兩臂之間血壓差異持續小於 20mmHg。

影響準確度的因素

血壓測量經常出現數據波動較大，有的是因為身體本身因素所致，有的則是因為環境因素及測量操作本身所導致。常見影響血壓測量準確性的因素有環境、講話、受測者體位、手臂的位置、血壓計的位置、血壓計的精確性、袖帶大小、袖帶位置及纏繞鬆緊程度、測量次數及是否隔着衣服測量血壓等。

家庭測血壓何時最準確？

在臨床上，經常會遇到病人問甚麼時候量血壓最準確。其實沒有所謂最準確的時間，只有最方便的時間。

對於已經診斷為高血壓的患者，任何時間、任何狀態之下測量的血壓都代表了某個時刻的血壓狀態。如運動或活動後血壓往往偏高，有的患者則清晨血壓特別高等。這些時刻的血壓其實更需要得到關注。個別病人為了測量的血壓數據好看一點，會欺騙自己，服藥後才測量血壓，這樣做會掩蓋了未服藥時血壓的真實水平。不定時測量血壓，可以避免出現這種由於心理因素導致血壓測量不準確的情況。

量血壓可了解血壓波動的規律，包括在運動狀態下的血壓波動情況。如果在運動後患者血壓過高，建議患者減少運動量，或加強降壓治療，以免運動時血壓嚴重升高而出現生命危險。

曾有一位患者平常測量血壓都頗正常，有時測出血壓高了，他便指自己休息時間不足，因此他持續休息，直到測出一個比較滿意的血壓數據。後來，患者在一次炎熱天氣下外出打網球，忽然暈厥，幸搶救及時，脫離危險。分析病狀後得知患者在運動或勞動後血壓都非常高，但他總認為一定要在靜止狀態下量度血壓，數據才「理想」，此舉嚴重誤導治療。

正確的方法是量血壓無需過度苛求環境安靜，有時還需要在運動時或運動後立即進行檢測，以更好地了解在不同狀態下，其血壓究竟高到怎樣的程度，這有助於指導患者如何更好地控制血壓及調整運動量，避免在運動中出現危險。

選用電子血壓計還是水銀血壓計？

為了操作簡便和準確，家庭監測血壓最好選用上臂式電子血壓計。電子血壓計測血壓方便、實用，易於讀數，已被廣泛使用，水銀血壓計如不小心打碎了，汞蒸氣有被吸入的危險，且對環境有污染，故多選用電子血壓計。電子血壓計有兩種：手臂式和手腕式。

糖尿病、高血壓、高血脂患者或老年患者，如果已有不同程度的末梢循環障礙，會影響手腕式電子血壓計檢測的準確性，一般不建議選用手腕式電子血壓計。

電子血壓計與水銀血壓計採用的原理不同，電子血壓計在測量以下人士時，可能會出現嚴重誤差，有時不適合：

- 過度肥胖者
- 嚴重的心律失常者
- 脈搏極為微弱，嚴重呼吸困難和低體溫病人
- 心率低於 40 次 / 分和高於 240 次 / 分的病人

- 測壓期間血壓急劇變化的病人
- 柏金遜症（Parkinson's disease）患者或雙手震顫不止者。

診室血壓、家庭自測血壓和動態血壓，哪種更可信？

血壓檢測是診斷高血壓、防治高血壓、判斷預後、估計靶器官的損傷的重要手段。診室血壓測定是指由醫務人員在醫院或診所裏用傳統水銀血壓計測量所得的血壓。診室血壓、家庭自測血壓、動態血壓這三種不同測量方法在臨床應用上各有優缺點。

表 1.3　三種血壓測量的特點

特點	診室血壓	家庭自測血壓	動態血壓
測量地點	醫院或診所	家庭	醫院或家庭
白大衣效應（White coat Hypertension）	白大衣效應大	無白大衣效應，但也有因緊張而偏高	無白大衣效應
夜間血壓	通常無測量夜間血壓	通常無測量夜間血壓	能了解血壓晝夜節律
指導意義	大但不夠準確	大但不夠準確	大而且準確

甚麼是動態血壓監測？

動態血壓檢測（Ambulatory blood pressure monitoring, ABPM）是指使用動態血壓記錄儀測定得到的個人晝夜 24 小時內，每間隔一定時間內的一組血壓及心率值。

在測量期間，測試者可如常活動。動態血壓監測可了解受測試者連續 24 小時內的血壓變化情況，評估降壓藥的療效，及出現心悸、暈眩、疲勞和心跳加速等症狀與高血壓的關係。

動態血壓監測與診室及家庭自測血壓比較有其優點，如：可定量揭示血壓總體高度、波形狀況和晝夜節律、觀察誤差、診斷白大衣高血壓及隱蔽性高血壓，對檢查難治性高血壓的原因，評估血壓升高程度、短時變異和晝夜節律等具有較大的價值。

2015 年《動態血壓監測中國專家共識》強調了動態血壓預測心血管發病和死亡的效應較診室血壓更強，有助於風險評估的指標：晝夜節律、清晨血壓、血壓變異以及動態的動脈硬化指數等。

家庭自測血壓也有很多優點，家庭血壓監測不僅可測量長期血壓變異，也可避免白大衣效應，是動態血壓監測的重要補充。家庭血壓測量，可了解平時一般狀態下的血壓水平，方便、可實施性強，為廣大患者樂於接受。但對於心律失常，如心房纖顫的病人，因脈搏絕對不齊，使用電子血壓計測血壓準確性受到很大影響。對於精神焦慮的患者常常導致病人反覆測量血壓，越測越高，形成惡性循環，可能誤導過度用藥而增加了風險。

另外，動態血壓監測在評估心腦血管風險和降壓治療的效果等方面，具有診室血壓和家庭自測血壓難以比擬的優勢。

高血壓有哪些常見症狀？

高血壓大多起病緩慢，大約有三分之一左右的患者無症狀，故此不易讓人察覺。

表 1.4　症狀與血壓不成正比的類型

類型	特點
1	血壓高，但沒有症狀
2	血壓正常，但感覺頭暈等不舒服
3	血壓低，但沒有症狀

高血壓症狀與特點

病情進一步發展，臨床上可能有不同程度的頭痛、頭暈、肢麻、心悸，甚至氣喘、胸悶等症狀，但這些症狀有時很輕微或症狀不特異，早期多易被忽視，直至發生心、腦、腎等併發症時才被發現。

另外，高血壓患者所出現的臨床症狀不一定很有特異性，臨床也容易與其他疾病混淆。

表 1.5　高血壓症狀與特點

症狀	特點
頭痛、頭脹	高血壓可出現頭痛、頭脹，但不一定所有頭痛、頭脹都是高血壓所致。感冒、緊張、睡眠不足、飲酒等都可致頭痛、頭脹。高血壓引起的頭痛，其部位多以前額、枕後部或全頭部為主，少見有固定部位的疼痛，其性質多呈搏動性疼痛。其疼痛性質以發脹、昏沉、鈍痛等特徵。
頭暈	高血壓可引起頭暈，不過頭暈非高血壓所特有，其他很多疾病也可導致頭暈，如頸椎病等。 高血壓所致的頭暈常伴有失去平衡感，其中又以女性高於男性。此症若頻發於長者要特別注意，有可能為腦中風的前兆。
耳鳴	中耳炎、貧血、老年氣血不足等都可導致耳鳴，但多數為單耳耳鳴。高血壓或腦動脈硬化等引起的耳鳴往往為雙耳，並且耳鳴嚴重，持續時間較長。
心悸、氣促、胸痛	長期未獲得控制的高血壓所引起心肌肥大、由冠狀動脈粥樣硬化所引起的心肌缺血、心肌梗塞等，都可致心臟功能異常。若心力衰竭、血管狹窄等，運動量稍增便會出現心悸、氣促等症狀。
四肢麻木	手指或足趾可出現麻木感，有時表現為蟻行感覺，其他部位也可出現，但四肢麻木不是高血壓所特有的症狀。
失眠	高血壓引起失眠多表現為睡眠較淺、入睡困難、早醒、噩夢多或易驚醒。
注意力不集中	可表現為注意力渙散，近事遺忘等。高血壓早期此症狀並不明顯，後期則明顯。

症狀	特點
夜尿增多、蛋白尿、水腫	血壓持續升高可導致腎小管功能受損，直接導致腎小管重吸收功能減退，可致夜尿尿量增多。同時血壓持續升高又可導致腎小動脈硬化，可出現蛋白尿，嚴重者可導致水腫、腎衰竭等。

繼發性高血壓的症狀

繼發性高血壓引起的症狀表現與原發性高血壓類似，但會有其引致高血壓的疾病的本身表現。如腎性高血壓，除了高血壓表現之外，可能有蛋白尿、血尿、水腫或腎功能下降等。

症狀與血壓高低不成正比，部分高血壓患者可能沒有症狀或症狀不典型而長期漏診、誤診，後果嚴重，需加以重視。

表 1.6　常見繼發性高血壓的臨床特點

引致高血壓的疾病	可能出現的臨床症狀
腎實質性高血壓	蛋白尿、血尿、水腫、腎功能下降等
腎血管性高血壓	血壓快速升高 腹部血管有明顯波動，有雜音 低鉀血症
原發性醛固酮增多症	四肢無力 夜間多尿 低鉀血症
庫欣病（Cushing's syndrome）	向心性肥胖 滿月臉 皮膚有紫紋

引致高血壓的疾病	可能出現的臨床症狀
嗜鉻細胞瘤	發作性高血壓 面紅、心悸、頭痛、多汗等

無症狀性高血壓有何特點？

高血壓雖是最常見的心血管疾病，是非傳染性疾病中導致死亡的首要原因，但其嚴重性卻被忽視了。很多人並不知曉自己有高血壓，有些人雖已知道患上高血壓卻沒有積極治療。

高血壓不是所有患者都有明顯的頭痛、頭暈等症狀。有的高血壓患者已經出現了不同程度的心、腦、腎、血管等靶器官損害，仍沒有明顯的症狀。可是，一旦出現誘因，如緊張、勞累、熬夜、飲酒等，可發生嚴重的併發症，如心肌梗塞、腦梗塞等。因此，無論是否有症狀或症狀是否明顯，一旦發現血壓超過正常值就應積極應對。血壓越早得到控制，越能保護心血管，預防靶器官受損。

脈壓增大或減少的原因是甚麼？

脈壓就是收縮壓與舒張壓的差值。一般情況下，脈壓的正常範圍為 20-40mmHg 。

脈壓大小取決於心搏量、左心室射血速率及動脈壁彈性。若心搏量、心室射血速率固定，脈壓增加反映血管壁彈性減弱，即血管硬度增加。正常情況下，心臟收縮時，血液衝擊主動脈使之擴張，動脈腔管徑大小和管壁硬度緩衝了心臟收縮時的壓力升高，使機體收縮壓維持正常；當心臟舒張時，動脈管壁彈性回縮的壓力，推動血液前進，使其舒張壓正常。老年人血管變硬，彈性減退或消失，使動脈彈性和可擴張度明顯下降。

脈壓變化反映血管彈性改變，脈壓大，即血管硬度大。動脈硬化是脈壓增大最常見的原因。因此，脈壓的增加既是長者高血壓人羣危險的預測因子，也是青年人血管提前老化的表現。脈壓大還會使人體動脈血管的彈力纖維退行性變及斷裂和血管內膜損傷的速度加快，動脈粥樣硬化的程度逐漸加重，並使血管內斑塊變的容易破裂，導致斑塊不穩定化。動脈瓣關閉不全、甲狀腺功能亢進、妊娠等均可導致脈壓增大。

對於脈壓減少，其原因也需要結合病情具體分析。如病情危重時見脈壓小，可見於休克早期、縮窄性心包炎或限制性心肌病、心力衰竭等。如果冠心病心肌梗塞患者脈壓小於 20mmHg 者，可能的原因包括心肌梗塞後，尤其大面積梗死或存在心室壁瘤時，心臟排血量減少，收縮壓減低；或急性心肌梗塞伴心衰或心源性休克等均屬於嚴重狀態。

還有一些脈壓縮小見於缺血、缺氧等以致周圍阻力動脈明顯收縮，或血液黏度升高等均可導致外周阻力增加，令舒張壓升高。影響舒張壓的主要因素是心率和外周阻力，外周阻力越大、心率越快，舒張壓也高，這也會導致脈壓較小。運動可使周圍血管擴張，舒張壓下降，改善脈壓過小的問題。一些改善血液循環的中藥，如黃芪、丹參、三七等，也能通過改善外周血管阻力而改善脈壓過小。

高血壓體徵與中醫四診表現

高血壓患者體檢時可有以下體徵出現：主動脈瓣收縮期雜音，主動脈瓣區第二心音亢進。長期持續的高血壓可見心尖搏動向左下移位，可見左心室肥大體徵，如心界向左下擴大，還可聞及第四心音。

中醫四診表現

高血壓患者有許多不同的中醫證型，其四診表現也隨之不同。中醫證型除了肝陽上亢、痰濁壅阻、瘀血阻絡、水氣內停等實證表現外，還有脾腎虧虛，氣血不足等虛證表現。另外，證型往往不是單一，常常幾個證型混合存在，如許多不同的證型都有可能存在血瘀、水濕等。

表 1.7　舉例：肝陽上亢型和痰濁壅阻型的中醫四診表現

四診	肝陽上亢型	痰濁壅阻型
望診	面紅目赤、煩躁易怒、面色紅潤、雙目有神，舌紅、苔黃厚等	怠倦乏力或體胖臃腫，舌胖嫩、舌邊有齒印，苔白膩
聞診	聲音洪亮、語言亢奮、講話急速，口氣臭穢	氣短懶言，睡有鼻鼾
問診	頭暈、頭痛、頭脹、目眩、胸悶、心悸、耳鳴、夜寐不寧、口苦而渴等	頭暈、頭重、胸悶、納減、或噁心泛吐痰涎

四診	肝陽上亢型	痰濁壅阻型
切診	脈弦或弦數	脈弦細滑或虛大而滑

誰較容易得高血壓？

高血壓是心血管疾病中發病率最高的一種疾病，且有逐年升高的趨勢。高血壓的發生具有一定的家族遺傳、環境因素等特徵，其發病率與不同的年齡階段、性別及是否伴隨糖尿病、痛風等疾病有關。

- **家族遺傳**：高血壓者常可追溯到其高血壓家族史。如果父母雙方都有高血壓，其子女發生高血壓的概率接近一半，如果父母一方有高血壓，其子女有三成左右可能出現高血壓。
- **年齡增長**：多見於中年以上，年輕者亦漸增多。
- **男性**：男性比女性更容易得高血壓，原因是男性通常要承擔家庭、社會壓力比女性大，而男性應酬、抽煙、喝酒等情況也普遍比女性多。另外，雌激素對女性的血管有保護作用，因此通常男性高血壓發病率比女性高。但女性一旦絕經，發生動脈硬化或高血壓的機率即大大增加，所以女性絕經以後更要關注個人的血壓。
- **環境因素**：環境吵雜、大氣污染等不良的工作和生活環境，均促進高血壓的發生。

• **伴隨疾病**：常伴糖尿病、血脂異常、肥胖、痛風及睡眠窒息症等。

• **生活習慣不良**：如過度飲食、喜鹽、喜油膩、喜零食飲料；情緒緊張急躁；缺乏運動；長期吸煙及作息無序者，均與患高血壓密切相關。

表 1.8　易得高血壓的不良生活習慣及特點

不良生活習慣	特點
飲食不當	**過量飲食**：飲食不節，能量過高，導致肥胖。 **嗜酒如命**：無任何疾病者，適量飲酒有益氣血運行，但一旦有高血壓傾向或已有高血壓，飲酒會加重病情，或降低藥物療效，並導致其他併發症。另外，飲酒者常伴隨進食量多，特別是肉類食物。 **進食過鹹**：平時喜歡進食味重食品、喜歡零食，尤其是醃製類、燻製類的海鮮零食，如魷魚絲及鹹魚等，或是醃製類的榨菜、梅菜等。血液中的鹽分會增加，腎臟為了調節體內水與電解質平衡，會分泌更多激素，導致血管收縮，血壓升高。 **過食油膩**：喜歡進食煎炸味重食品，喜歡食肥豬肉、雞皮等。 **零食飲料**：過多零食可導致進食鹽類過多及食量增加。含糖過多的飲料也是導致肥胖的一個重要因素。
急躁緊張	長期精神緊張、脾氣暴躁是高血壓病的重要危險因素。生活勞碌、過度勞累、心理壓力大，這些因素都可啟動交感神經興奮令血壓升高。

缺乏運動	超重和肥胖與高血壓患病率關聯最顯著。超重和肥胖顯著增加死亡風險，同時也是高血壓患病的重要危險因素。不愛走路，經常以車代步，基本不運動，或以久坐方式工作者，常常出現肥胖。
長期吸煙	吸煙會損害血管內皮細胞，是導致高血壓與高血壓併發症最嚴重的因素之一。
作息無序	三餐不定，飢飽失調，熬夜遲睡，或過早起身，生活不規律。

高血壓是一種與生活方式密切相關的疾病，雖然與遺傳因素有一定關係，但絕對不是「命中註定」的，只要保持健康的生活方式，很多情況下可以避免出現高血壓。

高血壓的發病機制

血壓的產生與心搏出量、血容量、血液黏度、末梢血管阻力及大動脈彈性等因素密切相關。

1. 心搏出量：心搏出量是指每分鐘心臟收縮時送出的血液總量。心臟做功越強，跳動收縮得越劇烈，輸出的血液量增加，血壓值比較高。飲酒或運動狀態下，心博量增大可導致血壓升高。

2. 血容量：血容量是指血細胞容量與血漿容量的總和，而血漿中的主要成分包括水分及各種蛋白質如白蛋白、球蛋白、脂蛋白、纖維蛋白原等。血容量越多，對血管造成的壓力也比較大，血壓值會上升。相反，身體大量失血、失水時，血液循環量減少，血壓也會降低。如攝入的鹽分太高，會導致水鈉瀦留，血容量升高，以致血壓升高。

3. 血液黏度：血液中的紅細胞濃度、血清白蛋白、纖維蛋白原、水分等均會影響血液黏稠度。當血液變得黏稠時，血管的阻力增大，心臟必須花費更大的壓力推動血液流動，血壓值也會隨之上升。

4. 末梢血管阻力：末梢血管阻力是指血液在末梢血管不易流動的程度。當血管變得又細又窄時，或血液無法順暢流動時，血液就無法運送到身體的每個角落。這時心臟必須耗費更多力量以送出血液，同時也造成血壓跟着升高。寒冷與壓力都會導致血管收縮，令末梢血管阻力升高。

5. 大動脈彈性：大動脈管壁的彈性具有緩衝動脈血壓變化的作用。由於大動脈管壁的彈性作用，當心室收縮時，血液中的血壓不致過高，而在心室舒張時，在大動脈管壁彈性恢復力的作用下，在大動脈內的血液繼續向前流動，使動脈管中的血液流動比較平穩，且持續不斷。在心室收縮和舒張期內，有部分血液經過微動脈和毛細血管流入靜脈腔。

如果血管硬化，大動脈彈性下降，血液在血管運行時阻力增大，這也會導致血壓值上升，尤其是收縮壓升高。大動脈彈性降低，則會導致舒張壓降低，導致脈壓變大。

血壓為何會忽然急劇升高？

一般情況下，經過合理規範治療的高血壓患者，其血壓大多數是穩定的。但在一些特殊情況下，血壓會忽然明顯升高，有的甚至升高的幅度大。血壓忽然急劇升高還可能誘發中風、心梗、心衰、心律失常等嚴重心、腦血管問題，並加速腎衰竭的發生與進展。對此，需要特別注意，加以防範。

表 1.9　血壓忽然升高的常見原因及預防方法

危險時刻	原因	預防方法
早上起牀後	人體血壓常有波動，大多數晚上低、白天高，尤其早晨醒來後會出現「血壓晨峰」現象，容易發生心腦血管意外。	晨按時起牀，及時服藥、夜間適當飲水、改善睡眠等。
飽餐後，尤其暴飲暴食	飽餐後，大量血液流向胃腸道，心肌供血量相對減少，容易引起冠狀動脈供血及腦血管等供血不足。尤其是過度飲食後胃擴張，可影響肺部呼吸造成缺氧，進一步影響心臟功能。	養成良好的進餐習慣，避免暴飲暴食。進食不可過量，並注意營養均衡。
用力排便	用力排便時腹壓增加，可致血壓驟升，不僅容易增加腦出血風險，還容易導致動脈硬化斑塊破裂形成血栓，增加心梗或缺血性腦中風風險。	合理飲食，培養良好的排便習慣，保持排便通暢，避免過度用力。

危險時刻	原因	預防方法
突然受到冷熱刺激	氣溫驟降、洗冷水澡或冷水游泳等會引致血管收縮，血壓升高，增加腦出血風險。 洗熱水澡、環境過度炎熱或熱輻射等則會導致全身表皮血管擴張，血液大量湧入外周血管，造成心腦血流量減少，增加心梗、腦梗風險。	高血壓患者洗澡時，水溫控制在38-40℃左右，時間 10-15 分鐘。另外，避免洗澡後受涼。
彎腰搬重物	彎腰時頭部位置低於心臟，致大量血液流向腦部，搬重物則會進一步升高腦部血壓，容易導致腦血管破裂。	高血壓患者，尤其是長者，應避免彎腰搬重物及突然發力。
情緒激動	生氣、着急、驚恐、精神緊張、暴怒、激動等可致血壓急劇升高或急劇變化。情緒激動，會導致交感神經異常興奮，也會刺激機體釋放大量的腎上腺素、去甲腎上腺素等，收縮血管，導致外周血管的阻力增加，從而升高血壓，增加腦中風風險。	心態平和，隨遇而安，避免大喜大悲。
擅自停藥	個別患者擔心藥物副作用，擅自停藥，很可能導致血壓驟然升高，增加心腦血管意外的發生風險，嚴重者可導致猝死。	不可擅自停藥。
飲酒過量	酒精能讓心率加快、血壓升高，增加心、腦血管意外問題。如長期酗酒的人，會破壞心肌，久而久之導致心臟衰竭。	健康者，可適量飲酒。如有血壓升高者，要戒酒。

危險時刻	原因	預防方法
性生活過度	一般來說性活動等同於中等體力活動，也是一種精神興奮、情緒激昂的情感活動。性活動會使血壓明顯升高，高潮時所帶來的衝動，更致血壓進一步驟升。如果原先血壓控制不理想者，可能因此誘發心肌梗塞、腦中風等意外。	血壓控制合理者不必禁慾，但需有節制。如血壓未獲良好控制或有明顯的心、腦、腎等併發症者，應停止性生活。如進行性活動時感不適，需就醫。
劇烈運動	合理運動對於改善心血管功能及穩定血壓等均有益。但劇烈運動，心搏量驟然增大，則可導致血壓急劇升高，誘發心、腦血管疾病。	血壓控制不佳或有明顯併發症者，一般不宜劇烈運動。
濃咖啡	適中濃度和適量的咖啡對大腦具有興奮作用，可振作精神，改善疲勞。若過濃、過多，則直接興奮呼吸中樞和血管運動中樞，使呼吸加深加快，血壓上升。	避免飲用濃咖啡。
濃茶	高濃度茶，尤其是紅茶所含的茶城可引起大腦興奮、不安、失眠、心悸。	避免喝濃茶，尤其避免睡前飲茶。
熬夜	熬夜可致精神緊張、焦慮、煩躁，導致大腦皮質興奮抑制過程平衡失調，血管收縮異常，血壓升高，增加高血壓意外的風險。	避免熬夜，合理作息。

危險時刻	原因	預防方法
缺水	身體水分不足時，一方面血管條件反射性地收縮，開始時是毛細血管，最後發展到大血管，以保證身體重要器官供血。血管收縮會使血壓明顯升高。在缺水時血中鈉鹽濃度也就相對增加而刺激機體的化學感受器，導致血壓升高。另一方面脱水令血液黏度升高，導致血管阻力增高，亦致血壓升高，增加心、腦血管事故的危險。	晚上睡覺之前及起牀之後喝一杯溫開水，避免血黏度過高。

白大衣高血壓與隱匿性高血壓

每個人在不同環境下，血壓都會有波動。有人面對穿白大衣的醫護人員或置身醫院時就不由自主地血壓升高。臨床通常將患者在診室中血壓升高，在診室外血壓正常的現象稱為白大衣高血壓，也稱為白袍高血壓。與白大衣高血壓相反，有些人士到醫院血壓正常，可回到家裏則血壓很高。臨床上將診室內血壓正常，診室外血壓較高的現象稱為隱匿性高血壓。

白大衣高血壓和隱匿性高血壓是臨床常見的，是與患者心理因素相關的血壓升高現象。這兩種高血壓均在一定程度上表現出與持續性高血壓類似的心、腦、腎等靶器官損害。

白大衣現象表示患者在診室內血壓升高，在診室外血壓可升高也可正常；白大衣高血壓可發生在血壓正常人羣，也可發生在持續高血壓人羣。相對於持續性高血壓和白大衣高血壓，隱匿性高血壓無明顯症狀，難以在門診發現，易被忽視，可產生嚴重後果。

表 1.10　白大衣高血壓和隱匿性高血壓[1]

分類	特點	診斷標準
白大衣高血壓	診室內血壓升高，診室外血壓正常	在非同一時間至少 2 次診室測量收縮壓 ≥140mmHg 和 / 或舒張壓 ≥90mmHg，而自動血壓監測的均值 ≤135/85mmHg，同時排除其他繼發性高血壓
隱匿性高血壓	診室內血壓正常，診室外血壓升高	未經過治療的個體在診室內血壓 <140/90mmHg，診室外平均血壓 >135/85mmHg

高血壓前期

美國高血壓預防、檢測、評估和治療全國聯合委員會第 7 次報告，正式提出將收縮壓 120-139mmHg 和 / 或舒張壓 80-89mmHg 定義為「高血壓前期」。〈中國高血壓防治指南〉2010 年版則將高血壓前期的血壓範圍定義為「正常高值血壓」。[2]

高血壓前期同樣是多種心血管病的危險因素，高血壓前期應及時採取適當措施，避免發展到靶器官損害。2015 年中國腦血管病一級預防指南中提出，高血壓前期人羣應積極建立健康的生活方式並且規律監測血壓。如果同時合併心肌梗塞、心力衰竭、糖尿病、腎臟疾病則應給予降壓治療。

高血壓前期的非藥物治療主要是指調整生活方式，包括減肥、膳食調整、減少鈉攝入、鍛煉、戒除飲酒等，這些健康生活方式能有效預防高血壓前期進展為高血壓。

血壓與天氣

高壓病及其併發症一年四季均有發生，但冬季發病率最高。中醫認為「天人相應」，外界溫度、濕度、風力、大氣污染等對人體及血壓均會造成一定的影響。冬天氣候寒冷或夏天冷氣太大，又長時間呆在寒冷環境，寒主收引，如感寒而不保暖，則血脈拘攣，脈道阻力增大，誘發血壓升高。特別是年老體弱者，陽氣虛損，鼓動無力者，氣虛以致瘀，導致血壓升高。

一般來說，夏天由於天氣炎熱，人體血管擴張，且出汗明顯，可導致血容量下降，血壓下降。冬天，氣溫下降，氣壓升高，寒冷使交感神經興奮，外周血管收縮，血流阻力增加，血壓因而升高。血壓的波動與氣溫呈負相關，與相對濕度呈正相關。對於控制尚可的高血壓人士可產生一定影響，對血壓控制不佳的病人影響更為顯著。

高血壓腦出血是老年人口重要死因之一。其發病和死亡既有生理、病理和社會等方面，也有環境、氣象的影響。一般認為寒冷對此影響較大。研究表明腦出血死亡與氣溫呈負相關，與氣溫差和氣壓差呈正相關。在嚴冬或遇到氣候突變時，老年高血壓患者或已患腦出血病人，要注意保暖，避免惡劣氣候環境的不良刺激，可減少腦出血的發生或死亡。[3]

中醫主張體育鍛煉，提高身體的抵抗力。在天氣驟寒或天氣特別炎熱時，應減少戶外活動，注意保暖或降溫。

高血壓知識的十大誤區

多年的臨床實踐下接觸過不少高血壓患者，發現幾乎每一位血壓控制不理想的患者都有自己的一套「降壓理論」，這些理論多存在認識上的誤區，導致了高血壓診斷、治療、調養等方面出現了偏頗。

誤區一：不重視檢查血壓

諸多藉口，如沒有不舒服，沒有時間等等，就不做定期檢查；或沒有意識到需要檢查，以致漏診。

誤區二：沒有症狀不治療

高血壓患者有的會有頭暈、頭痛等症狀，但每個人的耐受性不同，血壓高低與症狀並不一定成正比。沒有症狀者不等於血壓正常。長期規律有效的降壓是防治高血壓導致靶器官損害的關鍵。高血壓之所以被稱為心腦血管疾病的「隱匿殺手」，是因為高血壓的危害是無形的、悄無聲息的，在沒有出現症狀之前，血壓的持續升高已經對心、腦、腎等重要器官造成損害，待出現腦中風、心衰、尿毒症時，為時已晚。

誤區三：降壓越快越好

患者在確診後，未必都要馬上服用降壓藥，如果服用降壓藥，一般先小劑量開始，隨後逐漸增加。很多患者會問，為甚麼不直接按大劑量開始用藥快速降壓呢？

其實，血壓不是降得越快越好，除了高血壓急症，如主動脈夾層、高血壓危象等需要快速降壓外，通常情況下，按「緩慢、平穩」降壓原則進行治療。用藥後二至四週達到目標值即可。過低則容易發生缺血性問題，甚至併發腦梗塞等嚴重後果，尤其是老年患者。個別患者心情急躁自行更改用藥劑量或多藥同服，以求快速降壓，若血壓降低得過快，會導致腦供血不足，出現頭暈乏力，甚至誘發腦梗塞等嚴重後果。

誤區四：降得越低越好

冠狀動脈狹窄者、中風者、腎衰者、透析者、長者，通常血壓不可過低，否則易誘發併發症。

誤區五：服藥時間不正確

有人認為降壓藥應一律早上服用，如晚上服用會導致夜間血壓過低。其實這觀點並不全面，甚至錯誤。正確的做法是定時服藥。如果選用的降壓藥的降壓作用能覆蓋 24 小時，則服藥時間在早上、晚上任何時間都是合理的。但大部分降壓藥實際上不具備 24 小時持續降壓的療效，因此，為了保持穩定的血液濃度，達到持續、穩定降壓療效，一般分為早晚服藥各一次。

臨床上常見血壓高峰在早晨，即「晨間高血壓」，以及較為少見的「夜間高血壓」，其服藥時間均應在晚上。

誤區六：過分關注血壓數值而精神緊張

有的患者診斷為高血壓後，整天處於緊張不安狀態。有的每天多次測血壓，且對血壓值十分關注。過頻測血壓，導致精神十分緊張，而緊張本身就是引起高血壓的重要誘因。事實上，每個人 24 小時的血壓是有波動的，不同時間測量的血壓值不可能完全一致，更沒有必要因此認為「血壓不穩」而頻繁自行加減藥。一般建議，在起始治療時，每日早晚自我監測血壓一次。經治療血壓穩定正常後，不定期每週抽查一至兩次血壓即可。當然，如果血壓不穩定，則要按醫囑經常監測血壓。

誤區七：血壓正常就停藥

高血壓者，大多數情況都需要長期服用降壓藥，但有些患者發現血壓降至正常後就停藥，這做法是錯誤的。不是説高血壓患者都需要終身服降壓藥。一些年輕的高血壓患者，若無其他併發症，在血壓控制一段長時間後，可在密切觀察之下小心地逐漸減少藥物的種類和劑量，直至停藥。停藥之後仍要堅持監測血壓，如果再升高，則仍需要服藥。只有那些能夠嚴格堅持非藥物治療，即健康生活方式的患者才可以減藥量。在減藥過程中，必須密切監測血壓變化。

誤區八：瘦者、年輕人不會患高血壓

高血壓確實常見於中、老年人或肥胖者，但不等於年輕人、瘦者沒有高血壓。只是老年人、肥胖者高血壓的發病率高些。近年來，隨着學習、工作等壓力的增加，高血壓的發病率有年輕化趨勢，不僅青少年，兒童的高血壓發病率也在增加。所以，包括兒童、青少年在內的所有人都應該重視血壓的測定和預防。同理，瘦者如果精神壓力大、飲食過鹹、吸煙、缺乏運動，同樣也是高血壓好發人羣。

誤區九：服降壓藥，忽視改善整體生活方式

有的高血壓患者一邊服藥，一邊繼續抽煙喝酒。事實上，合理的膳食結構、戒煙戒酒、適量運動和心理平衡是控制高血壓的基本措施，不可或缺。

誤區十：忽視整體觀點

高血壓患者除了高血壓表現外，還可能有其他合併症或併發症，臨床應該全面治療。

醫案

長期服藥，經常運動且不抽煙，為何仍出事？

患者男性，56 歲。兩週前打網球時，忽然感覺嚴重「缺氧、呼吸不了」。緊急送進急症室，檢查心臟血管顯示：「一條完全堵塞，一條堵塞三分之一」。進行「通波仔」治療後來診。

【病史】患糖尿病十多年，長期服用降糖、降脂藥物。定期檢查空腹血糖基本正常，雖然糖化血色素（HbA1c）多數在 7% 以上，但被認為「沒事」，也沒有加強降糖治療。平日經常行山及跑步，兩年前還參加馬拉松長跑比賽。10 年前開始出現血壓升高，因為沒有頭暈等症狀，沒有特別治療。曾檢查小便有蛋白。

喜歡吃零食、鹹食，遲睡，一年來睡眠差，經常失眠。運動時感頭暈、胸悶等。近兩年來更常出現倦怠、「不夠氣」、「胸悶」等症狀，休息之後都能緩解。因此以為運動之後出現胸悶不夠氣乃正常反應，未進行心臟相關的檢查。

【評述】患者事實上已經有多年的高血壓、糖尿病、高血脂等。雖然糖尿病長期就診，不吸煙，也長期運動，運動量也很大，但最後還是「出事」。

分析如下：

❶ **顧此失彼**：糖尿病長期得到治療，高血壓則因無症狀，沒有引起足夠的重視。

❷ **治不規範**：糖尿病雖然有服藥，空腹血糖正常，但糖化血紅蛋白高，表明長期血糖控制不佳，治療不規範，沒有達標。患者喜歡吃零食，導致平均血糖偏高。在此提醒大家，即使空腹血糖正常，仍要留意餐後血糖，如果餐後血糖持續升高，會導致平均血糖偏高，加速了血管的硬化。

❸ **忽視症狀**：患者在運動時出現無力、不夠氣、胸悶等症狀時已屬中醫胸痺，表明心臟已經受累，應及時檢查心臟狀態，並採取合理的治療方法以改善血管狀態。

❹ **不當運動**：患者雖堅持運動，但運動要適當。患者有心血管「隱疾」而勉強運動，尤其是運動量大、出汗多的運動，往往成為誘發「出事」的原因，需要避免。

❺ **不良習慣**：吸煙令血管內皮細胞受損，加速血管硬化過程。患者雖沒有吸煙，但其他的不良習慣，如遲睡、少飲水、喜歡零食、鹹食等令血糖、血壓升高，也加重血管損傷，同時會誘發血栓，造成意外。

二、診斷高血壓

確定是否有高血壓一般來說還是比較容易，憑血壓計就能明確。但從專業角度來看，高血壓其實不僅僅是高血壓本身的問題，更主要的是其存在的併發症與合併症。因此，高血壓患者就診時，主診醫師為了明確診斷，通常會問以下的問題：

- 何時發現血壓升高？在甚麼情況下開始升高？
- 平時有何不適？
- 有無糖尿病、痛風、血脂高、腎病等其他疾病？
- 家族是否有高血壓等病史？
- 吸煙嗎？喝酒嗎？
- 平時喜歡吃甚麼？吃東西很鹹嗎？
- 工作或生活緊張嗎？性格暴躁嗎？
- 運動習慣如何？

高血壓的診斷標準與分級

高血壓定義：在未使用降壓藥物的情況下，診室收縮壓（SBP）≥140mmHg 和（或）舒張壓（DBP）≥90mmHg 。根據血壓升高水平，將高血壓分為一級、二級和三級。如患者的收縮壓與舒張壓分屬不同的級別時，則以較高的分級標準為準。單純收縮期高血壓也可按照收縮壓水平分為一、二、三級。

在判斷血壓時，還要注意患者的平時血壓。如原先長期血壓偏低而目前較前明顯升高者，也要注意其發展到高血壓的可能。發現血壓升高，需要排除繼發性高血壓。尋找其他心腦血管危險因素、靶器官損害以及相關臨床情況，從而作出高血壓病因的鑒別診斷，評估患者的心腦血管疾病風險程度，指導診斷與治療。

表 2.1　血壓水平分級和定義

類別	收縮壓 mmHg		舒張壓 mmHg
正常血壓	<120	及	<80
正常高值（高血壓前期）	120-139	及 / 或	80-89
高血壓	≥140	及 / 或	≥90
一級高血壓（輕度）	140-159	及 / 或	90-99
二級高血壓（中度）	160-179	及 / 或	100-109
三級高血壓（重度）	≥180	及 / 或	≥110
單純收縮期高血壓	≥140	及	<90

參考：〈中國高血壓防治指南〉2018 年修訂版。

不同地區高血壓診斷的標準及分級不盡一致，可作參考。

表 2.2　美國心臟學會 2019 年高血壓診斷指引

血壓類別	收縮壓 mmHg		舒張壓 mmHg
正常	<120	及	<80
偏高	120-129	及	<80
高血壓第一期	130-139	或	80-89
高血壓第二期	≥140	或	≥90
高血壓危險期	≥180	及 / 或	≥120

心血管風險分層及其影響

腦中風、心肌梗塞等嚴重心腦血管問題是否發生、何時發生難以預測，但發生心腦血管問題的風險水平不僅可以評估，也應該評估。高血壓及血壓水平是影響心血管問題發生和預後的獨立危險因素，但是並非唯一決定因素。大部分高血壓患者還有血壓升高以外的心血管危險因素。因此，高血壓患者的診斷和治療不能只根據血壓水平，必須對患者進行心血管風險的評估並分層。

心血管風險分層根據血壓水平、心血管危險因素、靶器官損害、臨床併發症和糖尿病，分為低危、中危、高危和很高危四個層次。如三級高血壓伴一項及以上危險因素；合併糖尿病；臨床心、腦血管病或慢性腎臟疾病等併發症，都屬於心血管風險很高危的患者。

表 2.3　高血壓患者心血管風險分層

其他心血管危險因素和疾病史	血壓				
	收縮壓	130-139	140-159	160-179	≥180
		及（或）	及（或）	及（或）	及（或）
	舒張壓	85-89	90-99	100-109	≥110
無其他危險因素		低危	低危	中危	高危
1-2 個其他危險因素		低危	中危	中 / 高危	很高危
≥3 個其他危險因素，靶器官損害，或 CKD3 期，無併發症的糖尿病		中 / 高危	高危	高危	很高危
臨床併發症，或 CKD≥4 期，有併發症的糖尿病		高 / 很高危	很高危	很高危	很高危

參考：〈中國高血壓防治指南〉2018 年修訂版。

CKD：Chronic Kidney Disease，慢性腎臟疾病。

高血壓本身的升高幅度、高血壓患者心、腦、腎、血管等的靶器官損害，以及是否伴隨疾病和心血管危險因素等，是評估高血壓患者心血管風險分層的重要參考，對早期積極治療高血壓也具有重要意義。

表 2.4　影響高血壓患者心血管風險分層的重要因素

心血管危險因素	靶器官損害	伴臨床疾患
高血壓 1-3 級	左心室肥厚	腦血管病：如腦出血、缺血性腦中風、短暫性腦缺血發作

心血管危險因素	靶器官損害	伴臨床疾患
男性 55 歲以上，女性 65 歲以上	頸動脈粥樣斑塊	心臟疾病：心肌梗塞史、心絞痛、充血性心衰
血糖異常	腎小球濾過率下降	腎臟疾病：糖尿病腎病、腎功能受損
血脂異常	蛋白尿	外周血管疾病
心血管家族史		視網膜病變：出血或滲出，視乳頭水腫
肥胖		糖尿病

繼發性高血壓

高血壓按其發病的原因，可分為原發性高血壓和繼發性高血壓。原發性高血壓是指現在還沒有找到高血壓的發病原因，佔整體高血壓病的九成以上，我們平時所指的高血壓大多是原發性高血壓。繼發性高血壓是某些確定的疾病引起的高血壓。排除繼發性高血壓十分重要，因為可完全改變這些患者的預後。如尿路梗阻性高血壓是一種常見的繼發性高血壓，但臨床常被忽視。長期單純靠降壓藥物控制血壓治療效果卻不理想，最後因錯過最好的治療時機而導致腎功能衰竭及心腦血管疾病。

由於大多數高血壓都是原發性高血壓，因此，對於初診的高血壓患者，是否都需要進行「排查式」的系統檢查？大多數未必有此必要，需由專業醫師判斷。比如在就診過程中，出現了以下一些繼發性高血壓的「蛛絲馬跡」，則不可忽視：

- 嚴重或頑固性高血壓
- 年輕時發病
- 原本控制良好的高血壓忽然惡化
- 忽然發病
- 陣發性高血壓
- 伴有蛋白尿等

如有以上情況，建議進一步檢查。

表 2.5　常見可引起繼發性高血壓的疾病

類別		疾病
慢性腎臟病	腎實質性高血壓	慢性腎炎 先天性多囊腎 遺傳性腎炎 腎結石、梗阻性腎病、慢性腎盂腎炎等
	腎血管性高血壓	腎動脈硬化 腎動脈血管栓塞
內分泌性高血壓		原發性醛固酮增多症 庫欣病 嗜鉻細胞瘤 甲狀腺功能亢進症等
大血管疾病引起的高血壓		主動脈瓣關閉不全 大動脈炎綜合症 主動脈狹窄等

類別	疾病
其他疾病引起的高血壓	腦血管疾病 腦瘤 腦炎 顱腦外傷 藥物，如類固醇激素、促紅細胞生成素等 妊娠中毒症等

常見的併發症

如果血壓長期升高而無合理治療，可造成血管、心臟、顱腦、腎臟和視網膜等靶器官的損害，這種由於血壓升高直接導致的靶器官損害與血壓升高有內在的因果關係，這些病症就是高血壓的併發症。

表 2.6　高血壓常見併發症

<table>
<tr><td rowspan="12">高血壓併發症</td><td colspan="2" rowspan="2">心臟壓力增大</td><td>左心室肥厚</td></tr>
<tr><td>心衰竭</td></tr>
<tr><td rowspan="10">小動脈硬化、動脈粥樣硬化</td><td>腦動脈、頸動脈粥樣硬化</td><td>短暫性腦缺血發作</td></tr>
<tr><td rowspan="2">冠狀動脈粥樣硬化</td><td>急性心梗</td></tr>
<tr><td>冠心病、心絞痛</td></tr>
<tr><td>主動脈硬化</td><td>主動脈夾層</td></tr>
<tr><td rowspan="2">腦部小動脈硬化</td><td>腦梗塞</td></tr>
<tr><td>腦出血</td></tr>
<tr><td>眼底小動脈硬化、出血</td><td>眼損害</td></tr>
<tr><td>下肢動脈粥樣硬化</td><td>閉塞性動脈硬化</td></tr>
<tr><td>腎動脈粥樣硬化</td><td>腎血管性高血壓及高血壓惡化</td></tr>
<tr><td>腎小動脈硬化</td><td>腎損害、尿毒症</td></tr>
</table>

常見的合併症

高血壓合併症指與高血壓本身沒有明確的因果關係，但可能存在共同的病因或臨床上會互相影響，而經常相伴出現的疾病。

表 2.7　高血壓常見的合併症

合併症	特點
糖尿病	與高血壓具有同質性，即有共同的病因，都與代謝有關。如高血壓、糖尿病、高脂血症及肥胖同時存在，則稱為代謝綜合症。
高脂血症	
肥胖	
痛風	常相兼發病。
性功能障礙	高血壓及降壓藥可導致或加重性功能障礙。
白內障	長者高血壓多伴白內障。
便秘	便秘與高血壓無必然關係，但便秘可增加高血壓的風險。
憂鬱、焦慮	與高血壓無因果關係，但憂鬱、焦慮可導致高血壓難治。
失眠	失眠可導致高血壓難以控制或晨起血壓偏高。
腦動脈硬化症	高血壓可導致或加重腦動脈硬化。
血管性腦癡呆	高血壓可加重血管性腦癡呆。
骨質疏鬆症	由於二者都與年齡有關，因此常同時出現。
更年期綜合症	更年期容易出現血壓升高。

高血壓的就診與管理

日常門診中經常聽到病人問：「現在我有了高血壓，該怎麼辦呢？」原發性高血壓目前未有根治的方法，合理就診與管理，對控制病情、預防併發症十分重要。

首先要認識引起高血壓的風險因素，以及定期檢查血壓。必須定期就診，並與專科醫生建立比較密切的伙伴關係，及早診斷和接受合理治療。同時應該提高疾病的自我管理能力，才能最有效地控制病情。

一次血壓高，不要緊張，要多次在不同時間檢查，如果確認血壓高，則按高血壓管理：

1. 定期覆診。分析血壓升高原因，排除繼發性高血壓及分析有無危險因素、器官損傷、心血管併發症等，確定高血壓危險程度。

2. 覆診時間一般由醫者確定，一般來說，血壓略高於正常，三至六個月覆診。在初診期，如明顯升高則一至三個月覆診；如血壓嚴重升高，或伴有頭痛、胸悶等不適者，要隨時就診。

3. 確定血壓升高後，應採低鹽飲食，脾氣暴躁者一定要心平氣和，避免過勞等。

4. 對於高血壓合併糖尿病、慢性腎臟病等患者，如果血壓持續處於 130-139/80-89mmHg，則需給予藥物降壓治療。

5. 低危人羣需觀察三個月，如血壓仍在 140/90mmHg 之上，則進行降壓治療。中危人羣需觀察一個月，如血壓仍在 140/90mmHg 之上，則進行降壓治療。高危人羣需立即進行降壓治療，藥物治療後一般需要及時覆診。

因為體質不同，每一位具體病人覆診的頻密度除了參考高血壓具體數值之外，還要參考患者的年齡、一般狀態與是否存在併發症或合併症及其嚴重程度。

表 2.8　美國成年人高血壓病人覆診建議[4]

血壓	收縮壓 mmHg	舒張壓 mmHg	覆診建議
正常血壓	<120	和 <80	2 年內覆查
高血壓前期	120-139	或 80-89	1 年內覆查
高血壓一期	140-159	或 90-99	2 個月內覆查
高血壓二期	>160	或 >100	1 個月內覆診。如果血壓高於 180/110mmHg，應根據臨床狀態及併發症情況立即或在 1 週之內進行評估和治療

上述覆診建議僅供參考，不應視為絕對的守則。因為上述參考的指標僅僅是血壓，並未考慮其他疾病，不同人士由於生活環境及方式不同，病情也不同。

圖 2.1　高血壓診斷流程

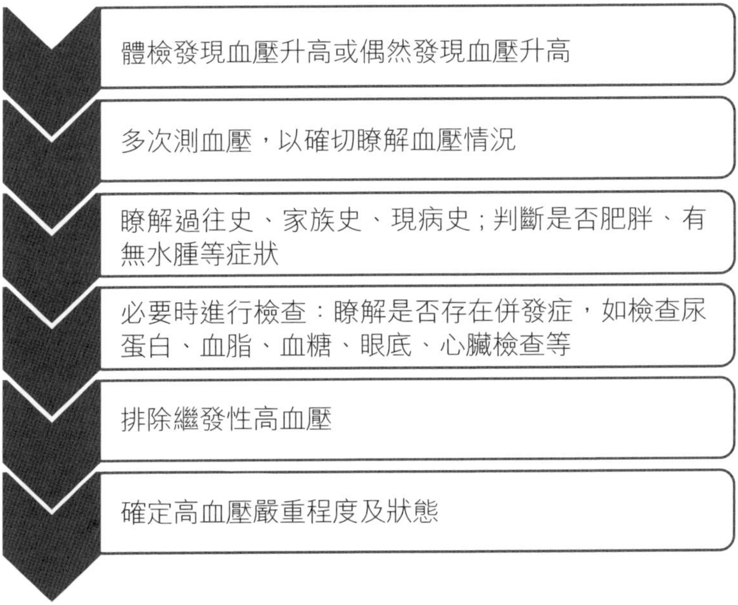

體檢發現血壓升高或偶然發現血壓升高

多次測血壓，以確切瞭解血壓情況

瞭解過往史、家族史、現病史；判斷是否肥胖、有無水腫等症狀

必要時進行檢查：瞭解是否存在併發症，如檢查尿蛋白、血脂、血糖、眼底、心臟檢查等

排除繼發性高血壓

確定高血壓嚴重程度及狀態

高血壓可能需要的檢查

診斷高血壓一般無需進行特殊檢查，一般使用血壓計反覆檢查血壓就可獲得明確診斷。但為了解血壓波動規律、高血壓的病因及是否出現靶器官受損等併發症與合併症時，則需考慮必要的檢查。

譬如血壓的晝夜節律異常對靶器官的影響較大，多數心腦血管問題好發於凌晨，並與凌晨血壓增高，又稱血壓晨峰現象。因此，有時為了對高血壓患者的血壓晝夜變化有更客觀的認識，就要使用動態血壓監測技術等。

再如，如果考慮高血壓可能是腎血管狹窄所致，就要考慮進行腎血管造影等檢查。而已被廣泛證實左心室肥厚為原發性高血壓患者的一個獨立的危險因素，為了解是否存在左心室肥大，就要進行心臟影像學檢查等。

表 2.9　高血壓患者常見的檢查項目

檢查項目	具體方法	目的
血脂、血糖尿酸	血脂、血糖及血尿酸等	了解高血壓合併症情況。
心臟	心電圖、超聲心動圖、胸部 X 光檢查、運動試驗、CTA 、 MRI 及 MRA 、冠狀動脈造影	了解心臟結構與血管狀態等。

檢查項目	具體方法	目的
腎臟	尿常規、尿蛋白與肌酐比值，血清肌酐、腎小球濾過率等	了解腎損害及腎功能情況。
	腎 CT、MRI 檢查	了解是否有腎上腺皮質腫瘤、增生，嗜鉻細胞瘤。
血管	頸動脈超聲波	了解頸動脈內膜中層厚度預測心血管問題。
腎血管	腎血管超聲波 腎動脈血管造影	了解腎血管是否狹窄。
眼底	眼底鏡檢查等	視網膜動脈病變可反映小血管病變情況。
腦	頭顱 MRA 或 CTA	有助於發現腦腔隙性病灶、無症狀性腦血管病變等。
內分泌功能	醛固酮（ALD）、促腎上腺皮質激素（ACTH）、腎素（Renin）、 血管緊張素 II（A II）、 皮質醇（Cor）	了解腎上腺皮質功能、腎動脈狹窄等。

CT：電腦斷層掃描；CTA：電腦斷層掃描動脈造影；MRI：磁力共振成像；MRA：磁力共振血管造影。

第二部

治療高血壓

三、高血壓治療的整體方案

高血壓患者應首先全面評估自己的總體危險度，在高血壓的分級、危險分層的基礎上作出治療決策。很高危的病人，應立即開始對高血壓及並存的危險因素和臨床情況作綜合治療；高危的病人，則應立即開始對高血壓及並存的危險因素和臨床情況作藥物治療；中危的病人，可先對患者的血壓及其他危險因素作為期數週的觀察，評估靶器官損害情況，然後決定是否以及何時開始藥物治療。低危的病人，可作較長時間的觀察，反覆測量血壓，盡可能作 24 小時動態血壓監測，評估心、腦、腎、血管等靶器官損害情況，然後決定是否以及何時開始藥物治療。

治療原則和措施

治療原則

在高血壓的治療中，需要做到標本兼顧，眼前與長期相結合的目標。不僅僅控制血壓穩定與正常，還要注意以下幾點：

- 心血管疾病的高危因素。
- 心、腦、腎、血管等器官是否受累。
- 是否存在臨床併發症，如心腦血管疾病、腎病、眼底病變等。
- 是否有其他合併症，如糖尿病、高血脂、肥胖、睡眠窒息症等。

治療措施

高血壓是與生活方式有關的慢性疾病，因此高血壓的治療是整體療法，包括生活方式的調整、飲食控制、合理運動、精神調養、藥物治療等。其中合理運動、飲食控制及精神調養屬於基礎治療。

圖 3.1　高血壓的整體治療措施

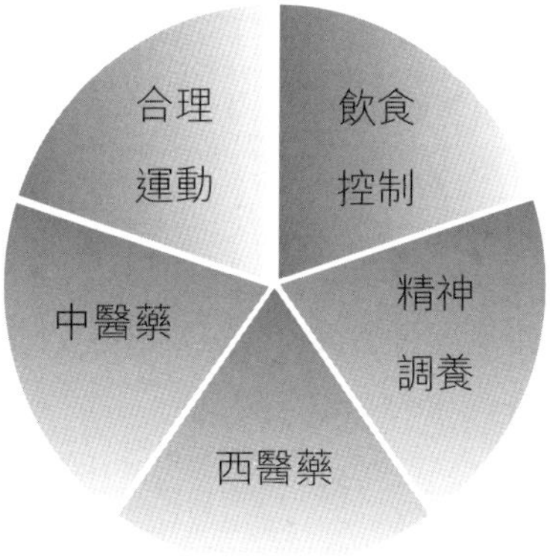

治療分類分成兩方面：一方面是非藥物療法，減少鈉鹽的攝入，控制體重，減少吸煙飲酒，並且多運動，保持身心的平穩；另一方面是藥物治療法，包括西醫治療和中醫治療。

治療目標[5]

短期目標

一般高血壓患者應降至 140/90mmHg 以下；能耐受者和部分高危及以上的患者可進一步降至 130/80mmHg 以下。

高血壓具有不同合併症的患者，其降壓目標有所不同，如高血壓患者血壓降低後，心血管病的發病和死亡率都會明顯降低。但並不是降得越低越好，因為血壓過低會導致腦血流灌注不足，增加腦缺血的風險。

表 3.1　不同年齡段、各類併發症患者血壓目標值

血壓	在醫院測量血壓（mmHg）		在家測量血壓（mmHg）	
	收縮壓	舒張壓	收縮壓	舒張壓
標準值	140 以下	90 以下	135 以下	85 以下
中青年人羣	130 以下	85 以下	125 以下	80 以下
老年人	140 以下	90 以下	135 以下	85 以下
糖尿病、腎病、心肌梗塞患者	130 以下	80 以下	125 以下	75 以下
腦血管疾病患者	140 以下	90 以下	135 以下	85 以下

參考：日本高血壓學會《高血壓治療指南》2009 年版。

長遠目標

穩定血壓，同時減少或避免心、腦、腎及血管併發症和死亡的危險。為了達到長遠目標，高血壓治療除了關注血壓的具體數值之外，還要針對引起高血壓的病因及相伴疾病進行治療。有些患者經過藥物治療一段時間，同時加強運動、控制飲食、降低體重等。當停藥以後，血壓仍長期保持正常，這是由於強化了基礎治療，使患者的血管功能獲得根本的改善。

基礎治療

改善生活方式在任何時候對任何高血壓患者都是必須強調的措施，目的在於降低血壓、控制導致高血壓的危險因素，如肥胖、血脂高等，以及減少與高血壓伴隨的其他疾病。

表 3.2　常見不健康的生活方式及其改善方法

不健康的生活方式	改善方法
吸煙	戒煙及避免被動吸煙。
飲食過鹹	減低鈉攝入，每人每日食鹽攝入量控制在 5 克以下。
嗜酒	戒酒。
飲食不規律	三餐定時，避免暴飲暴食，避免過量。
體力運動	適當增加運動，控制體重。
緊張、脾氣暴躁	減輕精神壓力，保持心理平衡。

西醫治療

使用藥物治療的時機

在改善生活方式的基礎上，血壓高於目標血壓者應啟動藥物治療。〈中國高血壓防治指南〉2018 年修訂版指出了不同時期的降壓建議，可作為參考。

表 3.3　降壓治療的時期

病人類別	降壓時期
高危和很高危的患者	及時啟動降壓藥物治療，對並存的危險因素和合併症進行綜合治療。
中危患者	可觀察數週，評估靶器官損害情況，改善生活方式，如血壓仍不達標，則應開始藥物治療。
低危患者	進行 1-3 個月的觀察，密切覆診，盡可能進行診室外血壓監測，評估靶器官損害情況。改善生活方式，如血壓仍不達標，可開始降壓藥物治療。

選藥原則

如果血壓過高而不適合僅僅依賴非藥物療法者，或由於基礎治療措施一時未能奏效者，均要考慮採用藥物治療。

1. 小劑量原則

為使藥物的副作用降到最低，一般要求儘量減少藥物劑量。降壓藥多為劑量依賴性，當從小劑量增加到中等劑量時，藥效也會隨之增加，但中等劑量後藥效會逐漸降低，而不良反應卻會增加，因此，從小劑量開始使用降壓藥，在降壓的同時，也減少了不良反應。

2. 選擇長效藥物原則

長效製劑能最大程度確保患者血壓長時間處於平穩狀態。一般來説，長效降壓製劑可維持 24 小時的降壓效果，一天服用一次即可，不僅方便患者服用，療效也較持續，提高了患者的依從性。更重要的是有效避免了清晨血壓急劇波動的危險。短效降壓製劑藥效持續時間短，容易造成血壓波動，加重心、腦、腎等靶器官的損害。

3. 因人而異

由於每位患者的體質不同，病情也各具特點，用藥時要結合患者性別、年齡、血壓波動特點，以及是否出現併發症等情況來制訂治療方案。例如患者單純舒張壓較高，同時年紀又不大，可使用利尿降壓劑、ACEI 等聯合用藥；若患者年齡偏高且收縮壓較高，則需使用鈣拮抗劑、利尿降壓劑治療。

4. 聯合用藥原則

聯合應用降壓藥物已成為藥物降壓治療的基本方法。在降低血壓的同時儘量減少不良反應。長期單一用藥容易引起機體耐受，療效降低，加大藥量又會導致副作用增加。多種藥物聯合使用不但使藥物療效最大化，同時也可減少藥物的副作用。心血管中高危及中老年患者更適合聯合用藥。

口服藥物分類及應用

1. 口服藥物分類

高血壓藥物分類〈中國高血壓防治指南〉推薦的藥物主要有以下五類：利尿劑、鈣離子通道阻斷劑（CCB）、血管緊張素轉化酶抑制劑（ACEI）或血管緊張素 II 受體抑制劑（ARB）、β- 受體阻滯劑、α- 受體阻滯劑等。

2. 不同類別降壓藥及臨床應用

- **利尿劑**：常用小劑量噻嗪類利尿劑，推薦用於老年高血壓患者的初始及聯合降壓治療，尤其適用於合併心力衰竭、水腫的老年高血壓患者。eGFR<30ml/min 應使用襻利尿劑。保鉀利尿劑可用於繼發性或頑固性高血壓的治療。如血鉀大於 5.5mmol/L 時禁用，慢性腎臟病四期（eGFR<30ml/min）患者慎用保鉀利尿劑。

- **鈣離子通道阻斷劑（CCB）**：長效二氫吡啶類鈣通道阻滯劑適用於低腎素或低交感活性的患者，無絕對禁忌證，不良反應少。其中，維拉帕米（Verapamil Hydrochloride）、地爾硫卓（Diltiazem Hydrochloride）慎用於心功能不全、心臟房室傳導異常及病態竇房結綜合症患者，硝苯地平慎用於心動過速、急性冠狀動脈綜合症及心功能不全患者。

• **ACEI 或 ARB**：推薦用於糖尿病、慢性腎臟疾病或蛋白尿的老年高血壓患者。ACEI 推薦用於伴有冠心病、心功能不全的老年高血壓患者，不能耐受者則使用 ARB。使用時需排除雙側重度腎動脈狹窄、監測血鉀及血肌酐、eGFR 水平，血鉀大於 5.5mmol/L 時禁用。慢性腎臟病四期患者慎用。

• **β- 受體阻滯劑**：抑制交感神經活性、心肌收縮力和減慢心率。如無禁忌證，推薦用於合併冠心病、慢性心功能不全、快速心律失常、血壓波動大伴交感神經活性高的老年高血壓患者。需從小劑量開始，根據血壓及心率調整劑量。禁用於病態竇房結綜合症、II 度及 II 度以上房室傳導阻滯、支氣管哮喘的患者。老年人常存在竇性心動過緩、竇房結功能異常，應根據患者的具體情況決定是否使用。

• **α- 受體阻滯劑**：伴有前列腺增生症狀的老年高血壓患者可使用 α- 受體阻滯劑。應從小劑量開始，睡前服用，根據患者的療效逐漸調整劑量。應監測立位血壓，以便及時發現體位性低血壓。

表 3.4　具有不同併發症或合併症的高血壓患者藥物選擇

適應症	CCB	ACEI	ARB	利尿劑	β- 受體阻滯劑
左心室肥厚	+	+	+	±	±
穩定性冠心病	+	+[a]	+[a]	-	+
心肌梗塞後	-[b]	+	+	+[c]	+

適應症	CCB	ACEI	ARB	利尿劑	β- 受體阻滯劑
心力衰竭	-[d]	+	+	+	+
心房纖顫預防	-	+	+	-	-
腦血管病	+	+	+	+	±
頸動脈內中膜增厚	+	±	±	-	-
蛋白尿或微量白蛋白尿	-	+	+	-	-
腎功能不全	±	+	+	+[e]	-
老年	+	+	+	+	±
糖尿病	±	+	+	±	-
血脂異常	±	+	+	-	-

❶ 表格引自〈中國高血壓防治指南〉2018 年修訂版。

❷ CCB：二氫吡啶類鈣離子通道阻斷劑；ACEI：血管緊張素轉化酶抑制劑；ARB：血管緊張素 II 受體抑制劑。

❸ +：適用；-：證據不足或不適用；±：可能適用。

❹ a：冠心病二級預防；b：對伴心肌梗塞病史可用長效 CCB 控制血壓；c：螺內酯；d：氨氯地平或非洛地平可用；e：eGFR 小於 30ml/min 時應選襻利尿劑。

表 3.5　高血壓常用的藥物

類別	藥物舉例	英文名	功效及副作用
ACEI	卡托普利	Captopril	引致咳嗽，血鉀升高，血管性水腫。孕婦不宜
	依那普利	Enalapril	
	賴諾普利	lisinopril	
	培哚普利	Perindopril	
	雷米普利	Ramipril	
ARBs	坎地沙坦	Candesartan	引致血鉀升高，罕見血管性水腫。孕婦不宜
	厄貝沙坦	Irbesartan	
	氯沙坦	Losartan	
	替米沙坦	Micardis	
	奧美沙坦	Olmesartan	
	纈沙坦	Valsartan	
CCBs	氨氯地平	Amlodipine	引致水腫、頭痛、面部潮紅。對糖、脂肪代謝無影響
	非洛地平	Fenodipine	
	硝苯地平	Nifedipine	
Thiazides	吲噠帕胺	Indapamide	引致低鉀，血尿酸升高及痛風
	呋塞米	Furosemide	
	氫氯噻嗪	Moduretic	
	螺內酯	Spironolactone	血鉀升高
β-Blockers	阿替洛爾	Atenolol	適用於伴心絞痛、心動過速者，可用於孕婦。誘發哮喘，導致糖、脂代謝紊亂及心功能抑制
	美托洛爾	Metoprolol	
	普奈洛爾	Propranolol	
α1-Blockers	哌唑嗪	Prazosin	適用高血壓伴前列腺增生、脂代謝紊亂者
	特拉唑嗪	Terazosin	

❶ 資料參考：《中國二型糖尿病防治指南》2010 年版。

❷ ACEI：血管緊張素轉化酶抑制劑；ARB：血管緊張素 II 受體抑制劑；CCBs 離子通道阻斷；Thiazides：噻嗪類利尿劑；β-blockers：β 受體阻滯劑；α1-Blockers：α1-受體阻滯劑。

❸ 服藥後如有嗜睡、頭暈、視力模糊等，不可開車，避免飲酒，否則會加重副作用。

3. 服用降壓藥要注意的事項

- **服藥時間**

一般情況下，高血壓患者上午六至十時血壓會達到一天中的最高峰值，此時也是降壓藥物效果最差的階段，心肌梗塞、腦中風等心腦血管問題多發生在這個階段。

所以，起牀後就服藥或在血壓高峰出現之前的 30 分鐘到 1 小時服藥效果最好，不要等早餐後或運動後再去服藥。臨床還發現睡前才服降壓藥易誘發腦血栓、心絞痛、心肌梗塞，正確的方法是睡前兩小時服藥。必要時，可用動態血壓監測，以便掌握血壓波動的變化規律，以便更合理、更科學地為患者制定服藥時間。

- **服用中藥**

如果同時服用中藥，一般建議間隔至少一小時以上。

- **注意降壓藥常見的副作用及降壓藥間的相互作用**

避免使用影響降壓效果的藥物或盡可能減少劑量。一般來説降壓藥不可隨便自行停藥，但如果藥物出現嚴重不良反應，要及時就診、停藥並請醫生更換其他藥物。

表 3.6　常用降壓藥的副作用

藥物種類	副作用
β-受體阻滯劑	只在哮喘體質的人才會誘發哮喘。
血管緊張轉換酶抑制劑	刺激性乾咳。
鈣離子拮抗劑	頭痛、顏面潮紅、便秘、踝部水腫等。 聯合小劑量的血管緊張素受體拮抗劑或利尿劑即可消除水腫，並能增強藥物的作用。

另外，β- 受體阻滯劑、利尿劑、鈣離子通道阻斷劑以及部分血管緊張素 II 受體抑制劑，對男性性功能有影響，血管緊張素轉化酶抑制劑對性功能則無影響。

表 3.7　降壓藥相互作用[6]

藥物	相互作用
ACEI	臨床應注意 ACEI 與保鉀利尿藥（阿米洛利、螺內酯和氨苯蝶啶）合用可能引起高鉀血症。
α- 腎上腺素受體阻滯劑	作用於 α-腎上腺素受體的藥物，如哌唑嗪、特拉唑嗪、多沙唑嗪等，與雌激素、吲哚美辛或其他 NSAID 等合用可使降壓作用減弱。與鈣離子通道阻斷劑合用，降壓作用加強，因此劑量須適當調整；與 β-受體阻滯劑合用，可使首劑效應反應加重，而中藥麻黃可使本藥的首劑效應減輕。
麻黃	麻黃含有麻黃堿和偽麻黃堿，有一定升高血壓作用。部分抗感冒藥物也含有少量偽麻黃堿，高血壓患者慎用。
抗精神病藥物	抗精神病藥物如氯丙嗪、氯氮平可加重降壓藥導致體位性低血壓。

- **降壓藥可能需要按季節調整**

血壓隨氣溫變化而有所波動，冬季血壓常偏高；夏季血壓多數偏低，且較平穩。秋冬和夏秋交替氣溫下降明顯時，血壓波動明顯，併發症也常出現。

季節交替時，要適當增加血壓檢測次數，血壓升高或有頭暈、頭痛和胸悶等不適就應及時就診，並根據血壓情況調整藥物。多數情況，冬季需要增加降壓藥物劑量或藥物類型，夏季需要減少藥物劑量或類型。另外，年齡越大，血壓受溫度影響越大。

- **老年人降壓要穩妥**

老年人通常存在肝、腎臟功能減退，血漿蛋白降低，體液減少，藥物血漿濃度相對升高，作用增強。同時老年人心血管系統退行性變化，致血流緩慢，當患者突然改變體位時出現體位性低血壓，頭部短暫供血不足，可能出現頭暈，甚至暈厥，需要密切注意。服藥期間如由於突然站立、久站、高溫、勞累等更容易誘致體位性低血壓。平時留意起牀不宜過快，站立、走路不宜過久。

- **避免血壓驟降**

血壓驟降易導致腦血管意外或冠狀動脈血栓形成的可能，對伴有腎功能衰竭者還可因減少腎血流量而加重腎衰。

中醫對高血壓病因病機的認識及治療

高血壓患者有的沒有明顯症狀，有的可出現頭暈、頭痛、頸項僵緊、耳鳴耳脹、失眠多夢、視物模糊、心悸、胸悶等。患者症狀的嚴重性與血壓的高低並不成正比，有的患者血壓很高，卻無明顯症狀；有的患者血壓不高，卻整天頭暈頭痛。

中醫古代典籍中，並無高血壓名，但根據高血壓出現的常見症狀，高血壓通常歸屬於「眩暈」、「頭痛」、「肝風」等病的範疇。

《素問・脈要精微論》:「脈者，血之府也」。高血壓之病理改變與血脈相關，因此，血脈失和是高血壓的重要病機。有的高血壓人臨床上眩暈、頭痛等典型症狀不明顯，則可參《靈樞・脹論》所論述:「營氣循脈，衛氣逆為脈脹」,「其脈大堅以濇者，脹也」,此脈大、堅、濇是脈脹的典型脈象，與高血壓脈象相似。因此「脈脹」可作為高血壓的中醫病名。

病因病機

1. 稟賦特殊，陰陽失調

中醫所說的先天稟賦相當於現代醫學的遺傳因素。人體稟賦源於先天，「腎為先天之本」，因此稟賦之特殊與腎密切相關。高血壓有明確的家族因素，這就是高血壓的先天稟賦。如稟賦偏於腎陰不足，則易產生陰虛陽亢的病理變化；若稟賦偏於腎陽虛弱，則易生陰寒水濕停滯的病機變化，表現為痰濕中阻、陽氣虛衰等證。陽虛體質者，機體陽氣虧虛，陽無以化陰，則水液內停，痰濁阻滯，故有「肥人多陽虛痰濕」之說，水液痰濁阻於脈絡，脈道不暢導致血壓升高。故偏肥者易患高血壓。

2. 高鹽飲食，水液內停

許慎《説文》:「鹽，鹹也」，《黃帝內經》云：「鹹者，弦脈也」，意指飲食過鹹可見弦脈，而弦脈常是高血壓的主脈。《黃帝內經》:「味過於鹹，大骨氣勞，短肌，心氣抑」，「多食鹹，則凝經而變色」。「心氣抑」、「凝經」均心主血，由心氣來推動，過鹹就抑制心氣的功能，使血行不暢而導致血瘀；鹹可直接進入血分，直接影響血液運行，血脈瘀阻，血行不暢，發為高血壓。《黃帝內經》還強調「鹹」是導致血脈病變的直接原因，如《素問・陰陽應象大論》曰：「鹹傷血」，《靈樞・五味論》解釋了食鹹導致血脈病變的原因，曰「鹹入於胃，其氣上走中焦，注於脈，則血氣走之，血與鹹相得，則凝，……血脈者，中焦之道也，故鹹入而走血矣」。《黃帝內經》曰：「鹹入腎」，「鹹傷腎」，腎主水，過食鹹味則傷腎，腎不主水，水液留於血脈，血脈瘀阻，亦發為高血壓。

3. 過食肥胖，痰濕壅盛

飲食失節，過食肥甘厚味，以致濕濁內生，濕濁久蘊則化熱化火，火灼津液成痰，痰濁阻滯脈絡，進食肥甘厚味，則聚濕生痰，阻滯脈道。朱丹溪：「肥白人多濕」、「無痰不作眩」、「肥白人多痰」。沈金鼇《雜病源流犀燭》認為：「人之肥者氣必虛」，氣虛則脾失健運，運化失常，水濕內生，濕聚成痰，痰濁、水濕停蓄反過來可阻滯氣機，氣血不暢，脈道不利，發為高血壓。

4. 吸煙飲酒，脈道壅塞

煙霧為火熱之氣，極易動火生痰。煙毒入肺，肺朝百脈，故煙毒隨氣血周流一身，最傷血脈，更損及臟腑百骸。血脈受傷這是高血壓的基礎，臟腑百骸受損，則是高血壓併發症的基礎。而對於飲酒，《名醫別錄》:「酒性味甘辛而大熱，有毒」,《本草拾遺》:「通血脈」，李時珍《本草綱目》:「酒，少飲則和血行氣，壯神禦寒，消愁遣興；痛飲則傷神耗血，損胃亡精，生痰動火」。另外，煙為燥熱之品，長期吸煙飲酒則生痰動火，耗血傷陰，血脈瘀阻，導致高血壓。

《黃帝內經》還強調、「酒」是「脈脹」發病的重要危險因素。另外，對於人飲酒後血壓的升降變化，《靈樞・經脈》也有解釋，曰「飲酒者，衛氣先行皮膚，先充絡脈，絡脈先盛，故衛氣已平，營氣乃滿，而經脈大盛」。

5. 精神緊張，肝陽偏亢

中醫學將情志歸納為七情，即喜、怒、憂、思、悲、恐、驚等七種情志變化。長期而持久的情志刺激，臟腑陰陽平衡失調。《素問・舉痛論》:「百病生於氣也。怒則氣上，喜則氣緩，悲則氣消，恐則氣下，思則氣結，驚則氣亂」，這裏說的是精神緊張則可導致人體氣機失調，氣行則血行，氣滯則血瘀，脈道不暢，發為高血壓。《素問・血氣形志》:「形樂志苦，病生於脈」，意思是形體安逸，精神苦悶，多發血脈病變。

肝陽上亢有兩種原因。一是情志不遂，肝鬱化火。《臨證指南醫案》:「鬱則氣滞，氣滞久必化熱」，過度抑鬱使肝氣鬱結，肝氣有餘，日久化火，火性炎上，上擾清竅，故頭暈脹痛。

長期精神緊張思慮過度、勞傷心神、情志不和、鬱怒傷肝、鬱久化火、耗損肝陰，致使肝陽上亢。在一些誘發因素如發脾氣、着急、暴怒可使肝陽暴亢而化火化風，則見面紅耳赤、四肢麻木、手足震顫甚至血隨氣逆發生腦中風昏厥等嚴重後果。平時性情暴躁、精神緊張、勞碌者多屬於此類。如肝火亢盛之火則為實火，為肝陽上亢所致，屬於肝風內動。從高血壓病理機制分析，此型高血壓病多屬於交感神經系統活性較為亢進者，導致小動脈收縮增強，故脈多弦病位多在肝，如《素問・至真要大論》:「諸風掉眩，皆屬於肝」。

另一種情況是內傷虛損、勞傷過度或年老腎虧多屬此種類型。腎水不足、水不涵木、肝失所養，可致肝陽偏亢，則表現為頭痛、眩暈等症。由腎陰虛所導致的火為虛火。

6. 缺少運動，氣血瘀滞

久臥、久坐、活動過少，「形不動則精不流，精不流則氣鬱」，「久臥傷氣」，氣虛氣鬱則津聚血瘀，血脈瘀阻而發為高血壓。氣虛氣鬱則津聚成痰，痰氣內鬱生風。另外，高緯度寒冷地區高血壓患病率較高；天氣變化尤其是降溫天氣，也常常是血壓驟升的誘因，這是因為寒凝血脈，血脈瘀阻所致。寒傷陽氣，陽氣不能外達於四末，手足筋脈失於溫養，陽氣不振，水氣內停，脈道壅阻，血壓升高。

7. 年老體衰，脈管硬化

內傷虛損，勞傷過度或年老腎虧，腎陰不足，肝失所養，肝腎陰虛，肝陽上亢，形成了下虛上實的病理現象，也是造成高血壓的原因。更年期後女性或老年患者出現的高血壓多屬此類型。各種原因導致瘀血，瘀血阻滯脈絡，脈絡阻力增大，亦導致血壓上升。血不利則為水，血瘀者也易致水液瀦留，則血壓升高。

治療

一般來説，早期高血壓，在運動、飲食控制之後，有一部分患者血壓能逐漸達到正常水平，可暫不用藥物等治療。另一部分患者雖經過運動、飲食等基本措施，血壓仍未能達到合理的水平，或已有不同的併發症與合併症者，則可考慮先行中醫藥治療。中醫藥治療高血壓的方法包括藥物療法與非藥物療法，藥物療法又包括內治法與外治法；非藥物療法包括針灸、按摩等。中醫通常採用綜合方法治療高血壓，如以內服為主，同時又根據具體情況，配合針灸或藥物外治法等。

1. 中藥內治法

- **辨證治療**

中醫辨證治療是在認識疾病的過程中確立證候的思維和實踐過程，即將望、聞、問、切四診所收集的有關疾病的所有資料，包括症狀和體徵，運用中醫學理論進行分析、綜合，辨清疾病的原因、性質、部位及發展趨向，然後概括、判斷為某種性質的證候特徵，並進行治療的過程。

高血壓多參「眩暈」等病辨證論治。但「眩暈」涵蓋範圍很廣，其病機與高血壓不盡相同。由於體質不同，尤其是出現併發症或出現合併症之後，證候表現更為複雜多樣。其中肝陽上亢、痰濁壅阻、瘀血阻絡和水氣內停四種證型最為常見。

常見證型一：肝陽上亢型

【證候】眩暈，頭痛，面紅目赤，煩躁易怒，夜寐不寧，口苦而渴，脈弦滑或弦數

【辨證】多由生活不規律、情志原因導致，如憂鬱惱怒、情緒激動、精神緊張，導致機體的陰陽平衡失調，氣鬱化火，肝陽上亢

【治法】平肝潛陽，安神

【方藥】天麻鉤藤飲

天麻、鉤藤、石決明、山梔、黃芩、川牛膝、杜仲、益母草、桑寄生、夜交藤、茯神

加減法：

❶ 如為肝腎陰虛所致肝陽上亢者，可以杞菊地黃丸加減。

❷ 如為肝膽濕熱，症見頭痛目赤，脅痛口苦，耳聾、耳腫；或濕熱下注，陰腫陰癢，筋痿陰汗，小便淋濁，婦女濕熱帶下等。治則：瀉肝膽實火，清下焦濕熱。主方：龍膽瀉肝湯加減。龍膽

草、梔子、黃芩、柴胡、車前草、澤瀉、生地、當歸、甘草。

常見證型二：痰濁壅阻型

【證候】頭暈頭重，胸悶，氣短納減，怠倦乏力或噁心泛吐痰涎，舌胖嫩、舌邊有齒印，苔白膩，脈弦細滑或虛大而滑

【辨證】為攝入大量煙酒，飲食過於辛辣、肥甘厚膩，此型胖人多見，多為脾胃之氣虛衰，痰濁內生，多屬本虛標實之證

【治法】化痰息風

【方藥】半夏白朮天麻湯加減

黨參、茯苓、白朮、甘草、法半夏、天麻

加減法：

❶ 濕熱瘀為主者，則可以當歸拈痛散加減治療。

❷ 如屬於脾虛痰濕，證見體胖，肢體困重，胸膈滿悶，痰多嗜臥，舌淡苔白膩，脈弦滑。則給予健脾益氣，燥濕化痰。方以二陳湯、胃苓湯加減。

❸ 如屬於脾虛痰瘀，證見乏力、心悸氣短，胸悶甚或胸痛，肌膚不仁，手足麻木或偏癱，舌質黯淡或有瘀斑，脈細澀或結代。治以健脾益氣，化瘀活血通絡。方藥四君子湯合桃紅四物湯加減。

健脾燥濕化痰的基本藥物多選用：黨參、茯苓、薏苡仁、白朮、豬苓、炙甘草、法半夏等；活血通絡多選用：川芎、桃仁、紅花、赤芍、當歸、地龍等；若畏寒肢冷、氣短者，加肉桂，重用參、芪以溫陽益氣，利水滲濕。

常見證型三：瘀血阻絡型

【證候】眩暈頭痛，面色晦暗，耳鳴，心悸，腰膝酸軟疼痛，記憶力減退，口乾，舌暗紅、苔少，脈澀

【辨證】中老年患者，素體陰虛、肝腎不足者多

【治法】滋養肝腎，活血化瘀，通絡

【方藥】杞菊地黃丸合血府逐瘀湯加減

枸杞、菊花、山茱萸、地黃、澤瀉、茯苓、丹皮、淮山、赤芍、桃仁、丹皮、生地、川紅花、柴胡、牛膝、地龍乾等

加減法：

❶ 如屬於氣虛血瘀型，表現為高血壓，且心前區憋悶，神疲乏力，心悸氣短，勞累後加重等。治以益氣活血法，或兼化痰或兼祛風通絡，方以補陽還五湯加減，常以黃芪、黨參之補氣藥與川芎、丹參、紅花、桃仁、赤芍等活血藥配伍。

❷ 如屬於陽虛血瘀，表現為胸悶胸痛，遇寒冷刺激加重，伴畏寒神疲，四肢末端不溫等。治以溫陽活血為主，包括溫通心陽、溫補腎陽、溫養脾土，常用藥物包括薤白、桂枝、附子、丹參、薑黃，代表方如瓜蔞薤白湯、金匱腎氣丸等。

❸ 如屬氣陰虧虛瘀血，高血壓、心臟病日久而傷及氣陰，氣陰兩虛。表現為心胸隱痛，時作時休，心悸氣短，動則益甚，伴倦怠乏力，自汗盜汗等。治以益氣養陰活血通絡，方以生脈散合桃紅四物湯加減。常用藥物包括黃芪、太子參、麥冬、五味子、生地黃、山萸肉、桃仁、紅花、當歸、川芎、白芍等。

❹ 如屬於氣滯血瘀者，表現為高血壓伴有心胸脹痛，喜歎息，情志不遂易誘發或加重。治以行氣活血法，方以血府逐瘀湯或桃紅四物湯加行氣類藥。常用藥物包括柴胡、赤芍、枳殼、當歸、紅花等。

常見證型四：水氣內停型

水氣內停型臨床上有陽虛水氾、脾虛水濕、氣滯水蓄及瘀水互阻四種類型。

❶ 陽虛水氾

【證候】頭暈耳鳴、頭痛隱隱、腰酸、膝軟、倦怠乏力，畏寒肢冷，心悸氣短、夜尿頻，雙下肢水腫，傍晚水腫加重，晨起水腫減輕，氣喘，舌淡苔白、脈沉細弱

【辨證】常見於高血壓多年，或出現高血壓腎病等併發症；或有合併有糖尿病、心血管病心功能不佳者多見

【治法】化氣利水

【方藥】真武湯合五苓散。附子、白朮、乾薑、白芍、茯苓、豬苓、澤瀉、桂枝等

❷ 脾虛水濕

【證候】疲乏身重、便溏，小便不利或面身水腫，舌淡苔白滑，脈濡細

【辨證】脾虛則水濕運化失常，導致水濕停蓄溢於肌膚而作水腫。脾虛則水濕阻於胃腸，濕注腸道則至腹瀉便溏等症。《素問・太陰陽明論》:「四肢皆稟氣於胃」，脾虛則四肢失養，可致

疲乏身重。

【治法】健脾益氣，利水滲濕

【方藥】參苓白朮散加減

❸ 氣滯水蓄

【證候】見腹脹腹滿，小便不利，神疲，食少納呆，腰痛乏力，大便溏泄，舌質淡，苔白清或白膩，脈沉緊

【辨證】氣行則水行，氣滯則水停。氣是水液代謝的動力源泉，當臟腑功能紊亂時，如肝氣鬱滯，失於疏泄，津液的化生和運行就會異常，形成病理狀態，則會導致水停外溢，導致水腫。

【治法】健脾行氣利水

【方藥】茯苓利水湯。本方原為導師張琪教授用治腎病屬於脾虛不運，氣滯水蓄之腹水證

茯苓、豬苓、木瓜、檳榔、澤瀉、白朮、紫蘇、陳皮、木香、黨參、海藻、麥冬

筆者用此方治療高血壓屬於脾虛水濕內阻型者。方中茯苓、豬苓、澤瀉利水，檳榔、木香、海藻、紫蘇理氣，水與氣同出一源，氣順則行，氣滯則水停，本方在用黨參、白朮、茯苓益氣健脾扶助脾胃的基礎上，用理氣利水之劑，消補合用，故奏效甚佳。如兼腎陽虛，畏寒肢冷便溏，可於方中加入附子、肉桂以扶助腎陽。

❹ 瘀水互阻

【證候】病人高血壓多年，面浮肢腫，面色晦暗，腰膝酸痛，或痛處固定。舌質紫暗或瘀點瘀斑，脈細澀

【辨證】水腫與瘀血互為因果，水停則血瘀，血瘀則水停。《素問調經論》:「孫絡水溢則有留血」。《血證論》:「血與水本相離」、「瘀血者，未嘗不病水；病水者，未嘗不病血」、「瘀血化水，亦發水腫，是血病兼水也」。

【治法】活血化瘀、利水消腫

【方藥】坤芍利水湯

益母草、赤芍、茯苓、澤瀉、桃仁、紅花、白花蛇舌草、萹蓄、瞿麥、甘草

本方原為導師張琪教授用治腎病屬於慢性腎病水停日久，瘀血阻滯、或病久入絡、瘀血內阻、氣化不利、水濕內停之病機而設。筆者則用此方治療高血壓證見瘀水互阻之證。方中益母草活血祛瘀，利水消腫，配合赤芍、桃仁、紅花助活血祛瘀之力，配合茯苓、澤瀉、瞿麥、萹蓄加強利水之功。諸藥合用，對慢性腎病水腫日久不消，伴有血瘀見症者效果尤為明顯。

- **辨病治療**

辨病治療是中醫診療疾病的一種基本方法，即根據不同疾病的各自特徵，作出相應的疾病診斷，並針對具體疾病特徵進行相應的或特異的治療。中醫辨證治療針對的是證候；而辨病治療針對的是疾病本身，可以不理會證候特徵作出藥物的選擇。

筆者導師黃春林教授是廣東省名中醫，較早提出了辨病治療的思路。對於高血壓的辨病治療，導師認為現代中藥藥理研究表明，部分中藥有直接的降壓作用，如鉤藤、葛根、天麻、萊菔子、

杜仲、淫羊藿、丹皮、益母草、羅布麻葉、地龍、黃芩、蒺藜、粉防己、川芎、紅花等具有一定的降壓作用。可在辨證基礎上酌加使用，其降壓效果可以提高。

另外，導師認為中藥在改善症狀和對心、腦、腎等器官的保護作用具有一定的優勢。藥理研究表明，血府逐瘀湯、生脈散等能改善心肌缺血；補陽還五湯、地黃飲子等通過改善腦組織水、鈉代謝而對抗腦缺血再灌注損傷起到保護作用。中藥旱蓮草、女貞子、金櫻子、何首烏、決明子、山楂等中藥有降血脂作用，有防止高血壓患者動脈硬化的作用。

抑制纖維組織增生，減輕動脈硬化：中藥丹參、三七、川芎、赤芍、紅花、蒲黃等具有抗凝、改善血流變、抑制纖維組織增生，防止動脈硬化作用。

清除自由基：過多的自由基可損害血管內皮細胞，加速血栓形成，導致動脈硬化。部分含揮發油的中藥，如當歸、香附、砂仁等有抗氧化作用，從而減少自由基生成，起到保護內皮細胞的作用。具備清除自由基作用的中藥還有黃芪、人參、黨參、桂枝、茯苓、麥冬、山楂、生地等。

導師據此主張可在辨證用藥的基礎上，配合上述方藥，對保護心、腦、腎等靶器官有一定的意義。[7]

2. 針灸治療

針灸治療，包括針刺療法和艾灸療法，也常用於高血壓的治療，既可用於普通高血壓的治療，也可針對高血壓緊急降壓的用途，而對於高血壓併發症，如中風後遺症等的治療更為多見。

- **針刺療法**

針刺治療作為中醫藥領域中最廣泛的非藥物療法，在高血壓的防治中有一定的幫助。

I. 單穴治療

針灸臨床中，單穴治療高血壓較為常見，研究報導對於單穴降壓的研究多集中於曲池、太衝、風池等。

圖 3.2　三個單穴位置

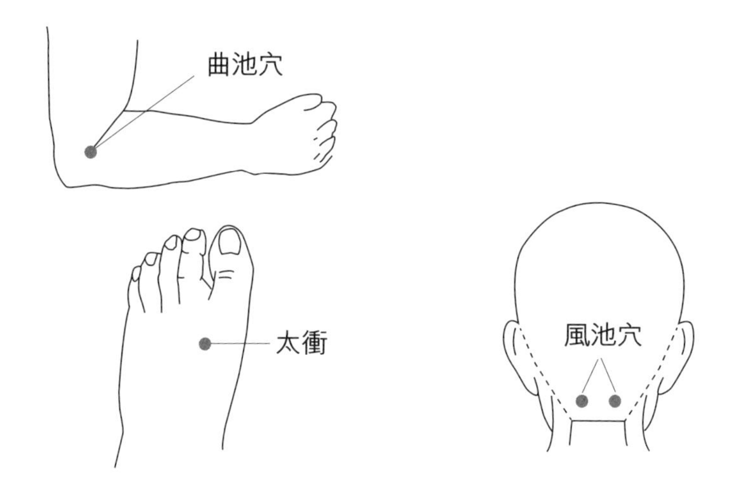

曲池穴

曲池的降壓機制可能是通過中樞機制調控血壓。曲池穴位於肘橫紋外側端，作為降壓的常用穴位之一，為手陽明大腸經合穴，針刺該穴能攝納陽明氣血，使氣血下降，可平亢盛之肝陽，鎮上逆之邪火，又被稱為降壓經驗穴。

太衝穴

太衝穴位於足背側，屬足厥陰肝經腧穴，為肝經原穴。有疏理肝氣、清肝瀉火、鎮肝息風、平肝潛陽、清頭目、降血壓的功效。針刺太衝穴有明顯的及時降壓效果。

風池穴

風池穴位於頭額後面大筋的兩旁與耳垂平行處，屬於足少陽膽經，具有疏肝利膽、通利血脈的作用，可以調節腦部經絡的氣血。高血壓患者一般會出現交感神經敏感性增強，而針刺風池穴具有雙向神經敏感性的作用，從而有降低交感神經敏感性，達到調整血壓的作用。

II. 多穴治療

經絡學説認為，高血壓的發生是肝、脾、腎三經經絡功能失調而出現的一系列臨床症狀。因此，對於高血壓患者，可在一般治療的基礎上，配合針刺治療有協同降壓作用。主穴包括百會、風池、曲池、內關、合谷、三陰交、衝陽、太衝等。

常見加減法：

肝陽上亢者加尺澤、行間等；痰濕阻滯者加足三里、豐隆、中脘；痰瘀互結者加豐隆、陰陵泉等；氣虛血瘀者加氣海、膈俞等；陰陽兩虛者加關元、足三里等；肝腎陰虛或陰虛陽亢者，配太溪、肝俞等；心悸煩躁難寐者加少府、神門等。頸項僵痛者可在大椎、膏肓拔罐。

上述主穴，如百會、風池、曲池、內關、合谷、三陰交、衝陽、太衝，外加太陽穴也可經常進行按揉以協助降壓作用，尤其是在血壓偏高時立即按揉，有的可起立竿見影的作用。

- 艾灸療法

艾灸具有溫經通絡作用，可增強人體免疫功能，對血液循環系統能產生影響。在冬季，對於氣虛、陽虛型的高血壓病患者施以灸療，既可以防寒保暖，又能調理氣血，一舉兩得。高血壓有寒熱虛實之分，不同證型的高血壓，艾灸的穴位及方法不同。

如果是實證，如肝陽上亢型的，則可灸曲池、太衝、湧泉。曲池和太衝穴可用艾條灸；湧泉穴則先用吳茱萸粉與醋調成的藥餅貼上，然後再用艾柱灸。對於肥胖偏濕者，可取中脘、豐隆，採用溫和灸。對於怕冷屬於陽氣不足者，可以升陽氣為主，取百會、關元等穴位。關元穴可以臥位隔姜灸、或艾盒灸。

3. 中藥外治法

可用於高血壓治療的中醫外治法很多，如藥物穴位貼敷、中藥藥浴、耳穴壓豆法等。這裏只介紹最常用的穴位貼敷和足浴兩種。

- 穴位敷帖

中藥穴位貼敷療法是一種傳統的中醫外治方法，是以中醫基礎理論和經絡學説為基礎，選用特定的中藥在相應的腧穴上貼敷，以達到治療疾病的目的。穴位為臟腑氣血彙集之處，當藥物通過皮膚腠理、毛孔穴位、經脈的吸收，不僅可以對經絡穴位產生刺激作用，而且穴位刺激與藥物吸收相互激發，產生作用。

穴位貼敷療法是將藥物與經絡理論相結合，是藥物經穴位透皮吸收，通過經絡運行，起到調整臟腑機能的作用而達到治療目的。

穴位的選取一般遵循針刺療法的原則，常選大椎、曲池、太衝、內關、腎俞、三陰交、湧泉等穴位。貼敷藥物的選擇遵循辨證用藥，如肝陽上亢型，可選天麻、牛膝、鉤藤、蒺藜等；痰濕阻滯型，可選白朮、白芥子、半夏、萊菔子、天南星等；氣虛血瘀型，可選黨參、黃芪、丹參、川芎、當歸等。此外，在藥物製作過程中常添加生薑、大蒜、黃酒、醋等成分，以增強其透皮吸收作用，提高治療效果。

操作時，一般將所選藥物製成膏藥，貼敷時用藥勺取花生粒大小的膏藥。貼敷膏藥前，先用清水清潔局部皮膚，可於睡前取膏藥貼於所選的穴位。以穴位貼敷輔料固定於穴位處。早上起牀時除去；每天六小時左右，每日換藥一次，通常連續四週為一療程。[7]

- **中藥足浴**

中藥足浴是指中藥足部藥浴療法，選擇適當的中藥，水煎後兑入溫水，然後進行足部藥浴，讓藥液在水的溫熱作用和機械作用下，通過黏膜吸收和皮膚滲透進入到血液循環，輸送到全身臟腑，達到擴張足部細小動脈、靜脈和毛細血管，改善循環，從而緩解高血壓的症狀。

常用浴足藥物有川芎 30 克、懷牛膝 30 克、麻黃 15 克、桂枝 20 克，吳茱萸 10 克，艾葉 20 克。藥物加入 2,000 毫升的水中，煮開後再煎煮大約 30 分鐘，將藥液倒入浴盆中調至 38-40°C 左右，浴足 30 分鐘，每日一次。

四、常見的併發症

併發症一般是指一種疾病在發展過程中引起另一種疾病或症狀的發生，兩者之間有因果關係。長期的高血壓如未得到良好控制，可導致顱內動脈硬化，血管腔狹窄閉塞，血流不暢，血栓形成，堵塞腦部動脈，導致腦缺血性中風，可能發生心肌肥厚導致心肌壞死，可能發生腎功能衰竭，甚至全身重要臟器的動脈粥樣硬化等症狀。或血管在長期高壓力狀態下硬化變脆，繼而破裂造成腦出血。

這些由於血壓升高導致的器官損害，稱為「靶器官損害」。高血壓所導致的靶器官損害主要為：血管、心臟、顱腦、腎臟和視網膜。

圖 4.1　高血壓五大常見併發症

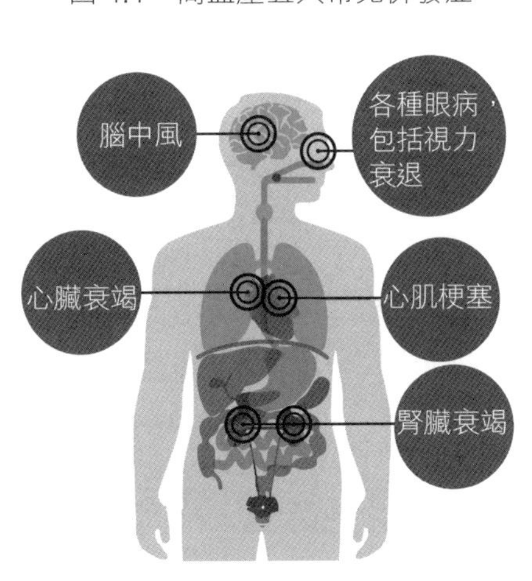

併發腦中風

概述

腦中風又稱腦中風、腦血管意外，是一種急性腦血管疾病，是由於腦部血管突然破裂或因血管阻塞，導致血液不能流入大腦而引起腦組織損傷的一組疾病，包括缺血性和出血性中風。

根據世界衛生組織定義，腦中風是指多種原因導致腦血管受損，局灶或整體腦組織損害，引起臨床症狀超過 24 小時或致死。具有發病率、致殘率、復發率和死亡率高的特點，是中國人第一位死因。糖尿病、高血脂、肥胖等疾病及不良的生活方式，如吸煙、不健康的飲食習慣、缺乏適量運動、飲酒等都是腦中風發病的危險因素。冠心病伴有房顫患者的心臟瓣膜容易發生附壁血栓，栓子脱落後可以堵塞腦血管，也可導致缺血性中風。

高血壓則是導致腦中風的最主要原因。不論是舒張壓升高還是收縮壓升高都會加重腦中風的危險。七成以上的腦腔隙性梗塞及接近五成的動脈血栓性中風都與高血壓有關。腦中風最常見原因是腦部供血血管內壁上有小栓子，脱落後導致動脈栓塞，即缺血性中風。如腦血管或血栓出血造成則為出血性中風。

臨床症狀

缺血性腦中風和出血性腦中風的症狀不盡相同，出血性腦中風通常會嚴重很多。

1. 先兆表現

蛛絲馬跡 —— 長期高血壓患者如果有以下一些情況要高度懷疑腦中風：

- 口周麻木，説不出話的表現形式有找詞困難、構音不清、不能理解他人説話、説話舌頭發軟，大舌頭等。
- 伸舌頭偏歪、口角流涎
- 嘴巴歪斜，但需要排除周圍性面癱
- 嗜睡犯睏，經常感覺睡不醒，並伴有視物不清、胳膊或腿麻木等。
- 突然跌倒，並伴有肢體突然無力麻木，或頭暈、噁心嘔吐、四肢麻木，或有劇烈頭痛，意識不清；或雙眼發黑，因視物不清而跌倒等。
- 反覆出現暈厥，可能會發展成腦中風，多伴有肢體麻木、無力、眼前發黑等。暈厥是指一次性全腦血流低灌注所導致的短暫意識喪失，特點是發生迅速，一次性，能夠完全恢復。

表 4.1　暈厥的常見類型和特點

暈厥類型	特點
腦中風先兆	在腦血管多發狹窄的情況下可能會發生。
反射性暈厥	老年人出現常伴有心腦血管疾病，表現為直立位或者餐後低血壓所導致。
心源性	心律失常性暈厥和器質性心血管疾病性暈厥。

2. 病發表現

缺血性腦中風與出血性腦中風的臨床表現不同，其中最大的區別是出血性腦中風通常有意識障礙及昏迷等，而缺血性腦中風通常神志清醒。

表 4.2　缺血性腦中風與出血性腦中風的不同表現

分類	患病表現
缺血性腦中風	一側肢體無力或麻木；一側面部麻木或口角歪斜；說話不清，或理解語言困難；雙眼向一側凝視；單眼或雙眼視力散失或模糊；神志正常，只有少數神志不清。
出血性腦中風	頭痛、噁心、嘔吐，不同程度的意識障礙及昏迷、偏癱等。

根據腦動脈狹窄和閉塞後，神經功能障礙的輕重和症狀持續時間，可分為短暫性腦缺血發作、可逆性缺血性神經功能障礙及完全性中風三種類型。

表 4.3　腦中風的臨床分型

類型	特點
短暫性腦缺血發作	頸內動脈缺血表現為：突然肢體運動和感覺障礙、失語，單眼短暫失明等，少有意識障礙。椎動脈缺血表現為：眩暈、耳鳴、聽力障礙、複視、步態不穩和吞咽困難等。症狀持續時間短於 2 小時，可反覆發作，甚至一天數次或數十次。可自行緩解，不留後遺症。腦內無明顯梗死灶。

類型	特點
可逆性缺血性神經功能障礙	與短暫性腦缺血發作基本相同，但神經功能障礙持續時間超過 24 小時，有的患者可達數天或數十天，最後逐漸完全恢復。腦部可有小的梗死灶，大部分為可逆性病變。
完全性中風	症狀較短暫性腦缺血發作和可逆性缺血性神經功能障礙嚴重，並不斷惡化，常有意識障礙。腦部出現明顯的梗死灶。神經功能障礙長期不能恢復，完全性中風又可分為輕、中、重三型。

3. 併發症

腦中風病情嚴重，病程中還會有很多併發症。有的併發症是致命的，有的併發症則出現在後續的康復治療過程中。

表 4.4　腦中風的常見併發症及特點

常見併發症	特點
腦水腫與顱內高壓	這也是腦中風要進行手術治療的主要原因。
腦梗塞後腦出血	導致病情加重、複雜。
癲癇	是否抗癲癇治療取決於癲癇發作的頻率。
肺炎	與吞咽困難、臥牀有關，加強護理可預防。
排尿障礙與尿路感染	須避免留置導尿管，必要時可配合針灸治療。
深靜脈血栓形成及肺栓塞	應儘早下牀運動。

常見併發症	特點
壓瘡	應勤翻身和清潔身體。
營養障礙	應加強營養。
中風後情感障礙	主要表現焦慮與抑鬱狀態。

4. 後遺症

腦中風後遺症是指急性腦血管病發病後，遺留的以半身不遂、麻木不仁、口眼歪斜、言語不利為主要表現的一種病症。

出血性腦中風早期死亡率很高，約有半數患者於發病數日內死亡，倖存者中多數留有不同程度的運動障礙、認知障礙、言語及吞咽障礙等後遺症。缺血性腦中風患者臨床上以偏癱為主要後遺症。

診斷與鑒別

具有高血壓等危險因素，臨床上出現頭痛、意識障礙、暈厥、昏迷、偏癱等症狀，結合必要的腦血管造影、頭頸部磁力共振血管造影或高分辨磁力共振成像等檢查，通常可作出診斷。

但一些患者僅出現頭痛、嘔吐，很容易與其他疾病混淆，可通過一些檢查做簡單的判斷。如要求患者笑一下，看看患者嘴歪不歪，腦中風患者的臉部會出現不對稱，患者也無法正常露出微笑。要求患者舉起雙手，看患者是否有肢體麻木無力現象。讓患者重複說一句話，看是否言語表達困難或者口齒不清。如有這些情況，則可能屬於腦中風。

在鑒別診斷中，中風會出現嘴巴歪斜，但嘴巴歪斜不一定都是腦中風所致，也可能是面神經炎，這一點要進行鑒別。另外，關鍵之處在於鑒別出血性中風和缺血性中風，一般需要進行腦 CT 或 MRI 檢查。

表 4.5　周圍性面癱與中樞性面癱的鑒別

鑒別	周圍性面癱	中樞性面癱
症狀	除口角歪斜、一側鼓腮漏氣、鼻唇溝變淺外，還有同側閉目不嚴以及同側額紋變淺。	僅口角歪斜、一側鼓腮漏氣、鼻唇溝變淺。
病因	病因有着涼、風吹或者病毒感染。	腦中風等。
年齡	各年齡段都可能發生。	中老年人多見。

治療

1. 西醫治療

腦中風的一般治療措施包括控制血壓、血糖等及對腦水腫和顱內高壓的治療等等。

腦中風可分為缺血性中風和出血性中風，根據發生部位有不同的治療方式。對缺血性腦中風的治療包括早期抗凝和神經保護等，抗血小板治療、溶栓、介入治療等；頸內動脈顱外段嚴重狹窄者有的考慮頸動脈內膜切除術等。對於出血性腦中風，有的需要考慮開顱血腫清除術等。

2. 中醫治療

腦中風臨床多按中風進行辨證治療。腦中風分為出血性中風和缺血性中風，中醫又分為中臟腑和中經絡，凡是中風而神志不清者屬於中臟腑，神志清者則屬於中經絡。

中臟腑多屬出血性中風，在急性期多以西醫措施為主；中經絡多為缺血性中風，中醫辨證治療有其優勢，有時可以中醫為主治療。一些中藥製劑有較好的作用。步長腦心通膠囊為中藥複方製劑，方由黃芪、丹參、當歸、川芎、赤芍、紅花、乳香、桂枝、沒藥、全蠍、地龍、水蛭、牛膝製成，具有活血化瘀、疏通瘀阻、通經活絡等功效，其中水蛭含有多種生物活性物質，是作用強的天然凝血酶特異性抑制劑。[8]

當腦中風經過救治，有的患者留有後遺症，如半身不遂，言語不利，口眼喎斜等。中風後遺症嚴重影響了患者的生活及工作，降低患者的生活質量。若抓緊時機，治療得當，部分患者可恢復生活自理能力。中風後偏癱、抑鬱、尿失禁、吞嚥困難、循環障礙及其他併發症，如中風後頑固性呃逆（打嗝）、中風後抑鬱等也可採用中醫辨證用藥或針灸等療法治療。

中醫辨證治療是重要的治療方法，如為氣虛血瘀型則治以益氣活血、祛瘀通絡，方用補陽還五湯加味；風痰阻絡型治以養血祛風、化痰通絡，方用大秦艽湯加減；肝腎陰虛型治以滋補肝腎、養血和絡，方用地黃飲子加減。

對於中風，唐宋以前，《內經》、《金匱》多以「內虛邪中」立論，認為外風是中風的主因，治療多用小續命湯等。[9]小續命湯的組成為：麻黃、桂枝、人參、乾薑、甘草、川芎、杏仁、附子、防風、防己、黃芩、白芍。

針刺療法、艾灸等是中風後遺症的重要治療方法。針灸療法可提高局部氣血流量，升高局部溫度，緩解局部痙攣，能提高機體免疫功能、內分泌功能及自主神經功能，恢復失衡的機體狀態。具體取穴依不同的後遺症及其臨床分型而取穴不同。

循證調護

1. 早防早治

腦中風尤其是出血性腦中風預後常不良，嚴重腦中風可造成永久性神經損傷，急性期如未及時治療可造成嚴重的後果，甚至死亡。平時針對腦中風的高危因素，如高血壓、糖尿病、高脂血症、短暫性腦缺血發作的治療，戒煙戒酒等，是減少腦中風的基礎措施。早防早治是預防突發嚴重腦中風的關鍵。

對有先兆表現的患者，一定要提高警惕，及時就醫；腦中風一旦發生，要爭分奪秒，以最快的速度送醫院就診，才能贏得搶救的黃金時間。

2. 起居有常

高血壓患者，尤其是老年不穩定的高血壓患者，注意平時生活規律。早晨醒來，不應急於起牀，應先仰臥於床，活動四肢和頭頸部，使四肢肌肉和血管平滑肌恢復適當張力，以適應起牀時的體位變化，避免引起頭暈。然後慢慢坐起，稍活動幾次上肢，再下床活動，這樣血壓不會有大的波動。

中午小睡片刻，或閉目養神，晚上按時就寢，避免熬夜。睡前溫水泡腳，然後按摩雙足及雙下肢，促進血液循環。睡前適當喝水，以免夜間缺水引起血黏度升高，導致晨起高血壓。

3. 合理運動

一般以溫和的運動方式為主，不宜進行劇烈運動。如果晨起血壓偏高者，應暫時避免晨練，待晨起高血壓得到控制後再安排晨練。對於長者要特別避免過早起身運動，一般建議待太陽出來才起身運動。避免長時間久坐打麻雀；在排便時切忌屏氣用力，否則有誘發腦出血的危險。

4. 注意溫差

因老年人對寒冷的適應力、以及對血壓的調控力都較弱，因此室內外溫差要適宜，室內溫度不可過低，冬日，尤其是北方，室內溫度不可過高，並保持通風。

併發急性心肌梗塞

概述

急性心肌梗塞，也稱急性心肌梗死，是由於冠狀動脈急性阻塞，心肌因持續性缺血缺氧所以出現壞死，是可危及生命的急性心臟疾病。急性心肌梗塞的預後與患者的年齡、合併症及體質相關，而與梗死面積的大小、併發症及治療及時與否有着更大的關係。死亡大多發生在第一週內，尤其一至兩小時內，部分患者在住院前死於室顫。住院後死亡原因除嚴重心律失常外，還包括心力衰竭、心源性休克、心臟破裂等。

急性心肌梗塞多發生在冠狀動脈粥樣硬化狹窄基礎上，由於某些誘因致使冠狀動脈粥樣斑塊破裂，血中的血小板在破裂的斑塊表面聚集，形成血栓，突然阻塞冠狀動脈管腔，導致心肌缺血壞死。另外，心肌耗氧量劇烈增加或冠狀動脈痙攣也可誘發急性心肌梗塞。

高血壓患者出現急性心肌梗塞的發病率明顯高於非高血壓患者，幾乎達到三倍以上。有研究對原發性高血壓患者急性心梗的獨立危險因素進行分析，發現原發性高血壓是影響急性心肌梗塞患者住院病死率的獨立危險因素，患者的年齡、糖尿病、高血脂也是導致心肌梗塞的重要因素。[10]

急性心梗往往在一些誘因作用下發生，常見誘因有過度疲勞、激動、暴飲暴食、寒冷刺激、用力排便及大量飲酒等。

表 4.6　急性心肌梗塞常見的誘因及特點

誘因	特點
過勞	如過重的體力勞動，尤其是負重登樓，過度體育活動，連續緊張勞累等，都可使心臟負擔加重。
激動	由於激動、緊張、憤怒等激烈的情緒變化誘發。

誘因	特點
暴飲暴食	特別是進食大量含高脂肪高熱量的食物後，血脂濃度突然升高，導致血黏稠度增加。
寒冷刺激	如冬春寒冷季節及夏天突然進冷氣房等。
便秘	便秘者用力排便誘發心肌梗塞。
吸煙	吸煙可致冠狀動脈痙攣及心肌耗氧量增加而誘發急性心肌梗塞。
大量飲酒	可導致血壓升高誘發心肌梗塞。

臨床症狀

1. 先兆症狀

過往無心絞痛者突發心絞痛，或原有心絞痛者發作明顯加重或頻繁發作；或無誘因發作。發作較過往發生改變，如發作時間延長，藥物不易緩解。發作時伴氣短、呼吸困難、噁心、嘔吐、大汗或明顯心動過緩或過速等。

冠心病患者或老年人突然出現不明原因的心律失常、心力衰竭、休克或暈厥等情況時，都應想到心肌梗塞的可能性。

2. 典型症狀

約半數以上的急性心肌梗塞患者，在發病前有一至兩週有前驅症狀，最常見的是原有的心絞痛加重，發作時間延長，或對硝酸甘油效果變差；或以往無心絞痛者，突然出現長時間心絞痛。典型的心肌梗塞症狀包括：

- 突然發作劇烈的、持續時間超過 30 分鐘的胸骨後或心前區壓榨性疼痛或憋悶感，但少數患者無明顯疼痛，而一開始即表現為休克或急性心力衰竭等。

- 病情嚴重者，可出現心律失常、心力衰竭及嚴重低血壓、休克等。

3. 不典型症狀

部分患者胸痛不典型，有的卻表現為上腹痛，個別甚至被誤診為胃腸炎或急腹症等；少數患者表現頸肩部、下頜、咽部及牙齒疼痛，易誤診。其他不典型症狀，如高齡患者表現為神志障礙，有的出現難以形容的不適、發熱等；有的則先表現噁心、嘔吐、腹脹等消化道症狀。

4. 併發症

急性心肌梗塞是嚴重疾病，常見的併發症有心臟破裂、室壁瘤可發生在早期或梗死灶已纖維化的癒合期、附壁血栓形成、心律失常、心力衰竭和心源性休克。另外，高血壓患者出現心肌梗塞後併發心力衰竭、休克、嚴重心律失常，如室速室顫者與住院病死率均高於非高血壓組。[11]

表 4.7　急性心肌梗塞常見的併發症

併發症	特點
心臟破裂	常發生在心肌梗塞後一至兩週內，原因是梗死灶失去彈性，心肌壞死、中性粒細胞和單核細胞釋放水解酶所致的酶性溶解作用，可導致心壁破裂，心室內血液進入心包，造成心包填塞以致猝死。

併發症	特點
室壁瘤	由梗死心肌或瘢痕組織在心室內壓力作用下，局限性的向外膨隆而形成室壁瘤，室壁瘤可繼發附壁血栓、心律不齊及心功能衰竭。可發生在心肌梗塞早期或梗死灶已纖維化的癒合期。
附壁血栓形成	多見於左心室。由於梗死區內膜粗糙，室壁瘤處出現渦流等原因而誘發血栓。少數血栓因心臟舒縮而脱落引起動脈系統栓塞。
心律失常	多發生在發病早期，也可在發病一至兩週內發生，以室性早搏多見，可發生室性心動過速、心室顫動，導致心臟驟停、猝死。
心力衰竭和心源性休克	可見於發病早期，也可於發病數天後出現。
心肌梗塞後綜合症	一般在急性心肌梗塞後兩至三週或數月內發生，表現為心包炎、胸膜炎或肺炎，有發熱、胸痛等症狀，多為機體對心肌壞死形成的自身抗原的過敏反應。

診斷與鑒別

根據典型的臨床表現，特徵性心電圖衍變以及血清心肌酶學的動態變化，可作出正確診斷。老年人突然心力衰竭、休克或嚴重心律失常，也要想到本病的可能。表現不典型的常需與急腹症、肺梗死、主動脈夾層動脈瘤等鑒別。

對於懷疑有急性心梗，應及時進行心電圖檢查、心肌酶學檢查、肌鈣蛋白、冠狀動脈造影等檢查。

治療

1. 西醫治療

- **基礎監護**：急性期絕對臥牀休息；保持環境相對安靜；吸氧；持續心電監護；觀察心率、心律變化及血壓和呼吸等。

- **臨時處理**：症狀一旦發生，患者首先應臥牀，保持安靜，避免精神過度緊張；舌下含服硝酸甘油（Nitroglycerin）或噴霧吸入硝酸甘油，若不緩解，五分鐘後可再含服一片。如心絞痛緩解不理想者，一般需及時入院就醫。

- **緊急治療**：急性心肌梗塞的治療需要爭分奪秒挽救瀕死的心肌，縮小梗死面積，保護心臟功能，及時處理各種併發症。在緊急處理時常需鎮靜止痛，如使用嗎啡等；調整血容量，維持輸液保持生命通道；使用擴張冠狀動脈藥物，如硝酸甘油等；減少心肌耗氧藥物治療，如美托洛爾（Metoprolol）等；抗血栓藥物，如阿士匹靈（Aspirin）等；以及對症治療，如抗心律失常等。另外，及時積極評估進行直接冠狀動脈介入治療或溶栓治療的可行性與時期，這一點非常重要，往往決定病人的生死預後。

- **心肺復甦**：急性心肌梗塞發生時，個別患者表現為心源性猝死，及時心肺復甦可挽救生命。

表 4.8 急性心肌梗塞手術治療

手術名稱	適應症
經皮冠狀動脈介入治療	12 小時內有明確心電圖特徵的心梗患者。
緊急冠狀動脈旁路搭橋手術	用於介入治療失敗，或溶栓治療無效，或合併需要外科糾正的機械性併發症的患者。

2. 中醫治療

急性心肌梗塞在中醫稱「真心痛」，是「胸痹」進一步發展的一種嚴重疾病。《靈樞・厥論》謂：「真心痛，手足青至節，心痛甚，旦發夕死，夕發旦死」，説明心肌梗塞的急危重性。其病因病機與陽氣不足，七情內傷，氣滯血瘀，過食肥甘，勞倦脾虛，痰濁化生，寒邪侵襲，血脈凝滯等因素有關。

中醫治療急性心梗，優勢在於預防。如急性心梗發生時，應及時西醫救治。待病情穩定時可採用中醫辨證治療。

- **氣虛血瘀**：急性心肌梗塞的發生與氣虛有着十分密切的關係。氣為血帥，血為氣母，氣行則血行，氣虛而血瘀。若年老體弱，心氣虧虛，不能推動血液運行，皆可致血瘀。治法：益氣活血化瘀，可用當歸補血湯合桃紅四物湯加減。常用藥物有當歸、川芎、白芍、桃仁、紅花、人參、黃芪、蜈蚣、水蛭等。
- **氣陰虧虛、瘀血阻絡型**：患者具有氣虛血瘀的證候，如胸悶、胸痛，心悸，氣短，乏力，懶言，舌質暗紫，脈細弱或結促等，也有部分患者有口渴喜飲，大便秘結，舌紅、少苔等陰虛證候，形成氣陰兩虛瘀血內阻狀態，治以益氣養陰、活血化瘀，方藥可用生脈散合桃紅四物湯加減。

- **陽虛血瘀型**：屬中醫「真心痛」範疇，常為老年體衰，心氣心陽虧虛，溫運無力，血脈瘀阻而發病，多見於急性心肌梗塞後併發的心衰、休克。病情極為嚴重，一旦陽氣不能固守，陰陽不能相互維繫而離決，生命就會停止，此為心陽虛衰或心氣不足，致實邪阻脈，虛損嚴重時可成脱證，如有真陽欲脱，治以益氣回陽固脱；瘀血內阻者以活血化瘀，治以參附桂枝湯加減。

國醫大師朱良春教授擅用蟲類藥物治療各種疑難雜症。對於高血壓及高血壓相關的病證，朱老也常用蟲藥防治。如對於頑固性心絞痛靜脈溶栓有效的患者，用芪蛭散能對溶栓後預防復發，經觀察可明顯降低患者血小板聚集率、全血比黏度及血漿比黏度，延長凝血酶原時間，從而防止血栓形成。患者舌質紫黯或瘀斑，脈澀或結代，呈氣虛血瘀徵象，治宜益氣、活血、通絡。芪蛭散由黃芪、水蛭、川芎各 90 克，桂枝 30 克，共研細末，每服 5 克，日二次，溫開水送下。服藥至溶栓後 6 個月。[12]

循證調護

急性心肌梗塞一旦發生，尤其是出現合併症之後，如未及時救治其病死率高。因此，平時應積極防治高血壓，治療冠心病，有高血壓、冠心病者，對避免發生心肌梗塞均十分關鍵。

另外，心肌梗塞發生前常有一些誘因和徵兆，加以警惕與重視這些典型與不典型症狀，有助患者得到及時救治。懷疑出現心肌梗塞時，第一時間要呼救，在緊要關頭還可掐人中，以及內關、郄門等穴位。急性心肌梗塞患者，經過急救度過危險期之後進入康復階段，可謂死裏逃生。在康復階段，必須按時服藥並留意藥物的副作用等；合理控制高血壓及糖尿病等危險因素，定期覆診。心肌梗塞後必須預防心肌梗塞再發。

在日常生活中，要規律作息，避免熬夜；飲食方面必須注意低脂肪、低鹽飲食，避免過飽；心態平衡十分重要，不要情緒激動和過度勞累；戒煙戒酒和堅持合理適當的運動是康復治療的主要措施。另外，要特別注意不要在飽餐或飢餓的情況下洗澡。洗澡時水溫不可過高或過低，時間不宜過長。年長高風險者，應有人協助，避免意外。避免患者受寒，尤其是受嚴寒或強冷空氣影響，及保持大便通暢。

併發高血壓性心臟病

概述

高血壓長期控制不佳可引起心臟結構和功能的改變稱為高血壓性心臟病，包括：早期左室舒張功能減退、左室肥厚，逐步發展出現心肌收縮功能減退，最終發生心力衰竭。

高血壓性心臟病，顧名思義就是高血壓所導致的心臟病，高血壓是其基本病因。高血壓如長期未獲良好控制，高血壓不僅通過增加心臟的壓力負荷與容量負荷，還通過一系列神經、體液、細胞因子調節異常，令心室出現適應性代償，心肌發生重塑的病理改變，出現左心室肥厚，順應性降低，心功能損害，即形成高血壓性心臟病。

高血壓心臟病的發生、發展與微脈管系統結構及血管內皮細胞功能異常密切相關。一方面血管內皮細胞功能障礙在高血壓的發病中起重要作用，而高血壓本身又加劇內皮細胞的功能障礙；另一方面，血管的再生落後於心肌細胞的增生，受損血管內皮再生減少致使微血管減少，導致重塑的心肌缺血。

從細胞因子的角度研究表明高血壓是一種慢性非特異性血管炎症性疾病，當心肌微血管損傷導致心肌細胞和內皮細胞缺血、壞死，可直接作為啟動因素迅速啟動固有免疫，產生強烈而持久的炎症反應，引起血管和心肌組織的炎症、氧化應激反應，以及促進血管和心肌組織的纖維化及再生，從而可能引致心肌肥厚。[13]

臨床症狀

1. 早前期：早期通常無明顯症狀，或僅有輕度不適如頭痛、胸悶等，這些症狀主要是高血壓的一般表現並無特殊性。

2. 進展期：如果長期高血壓沒有得到合理控制，則心臟長期高負荷狀態就出現了心肌肥厚和僵硬度增加，最終導致進入心臟的肺靜脈血受阻，形成肺瘀血。心肌肥大時需氧量增加，血液供應相對不足，常導致心衰發作。

表 4.9　左心衰與全心衰

分類	病因	特點
左心衰	左心室功能異常，出現肺瘀血	勞力性呼吸困難；平臥時出現氣急，坐起後即好轉；活動量不大，但出現呼吸困難，嚴重時患者可在睡夢中驚醒；嚴重時出現端坐呼吸、咳嗽，咳粉紅色泡沫狀痰。
全心衰	左心衰累及右心室功能下降，形成全心衰	頸靜脈明顯充盈；右上腹不適或有肝大；雙下肢水腫，嚴重時可出現全身水腫及出現胸、腹腔積液；尿量減少或出現少尿。

診斷與鑒別

根據高血壓病史，患者出現左心室肥厚，並排除其他引起左心室肥厚的病因，結合高血壓心臟病的臨床表現及心電圖、胸片、超聲心動圖等檢查可做診斷。

如體格檢查可發現心尖搏動增強呈抬舉性，心界向左下擴大，主動脈瓣區第二心音亢進等；全心衰竭時，皮膚黏膜重度發紺、頸靜脈怒張、肝大、水腫等。心電圖檢查有單側或雙側心室肥大、勞損；胸部 X 光檢查有主動脈紆曲擴張，左心室或全心擴大，肺間隔線出現，肺瘀血等。超聲心動圖檢查提示單側心室或雙側心室肥厚擴大，左室舒張功能減退，射血分數降低等。高血壓性心臟病以心室肥大為特徵，臨床上需要與肥厚型心肌病等相鑒別。

治療

1. 西醫治療

高血壓心臟病的治療宜改善心功能、控制血壓的一般措施，並結合藥物治療。

在急性期，由於血壓嚴重升高或其他誘因，如感染、過度疲勞和情緒激動、電解質或酸堿平衡紊亂、妊娠和分娩等誘發急性左心衰，對此情況需要緊急救治。在緩解期，要注意控制鹽的攝入，如有心功能下降則還要注意限制飲水；監測電解質，以免因限鈉導致低鈉血症；監測體重，一方面了解水腫情況，另一方面利於長期控制體重；注意飲食控制，如低脂戒煙戒酒等。

藥物治療需要在控制血壓的同時，改善心臟血液動力學異常，並阻止心肌重塑的發生，ACEI、ARB、β- 受體阻滯劑及醛固酮受體拮抗劑（如螺內酯，Spironolactone）是高血壓性心臟病藥物治療的常用藥。

2. 中醫治療

高血壓心臟病屬中醫學胸痹、心悸、喘證等範疇。一般可按照辨證治療。[14]

- **痰濁中阻證**

【證候】心悸氣短，胸脘痞滿。困倦乏力，小便短少，噁心吐涎，大便溏稀。舌質淡，苔白滑。脈象弦滑。為痰濁停聚，遏阻中陽，上擾凌心

【治法】溫中化飲，和胃降濁

【方藥】苓桂朮甘湯加減

- 痰瘀阻脈證

【證候】為胸悶疼痛，心悸不寧。痛處固定，入夜更甚，脘脹便溏，舌質紫黯有瘀斑，苔白膩，脈象細澀，痰瘀阻脈，胸氣不暢

【治法】活血化瘀，滌痰宣肺

【方藥】為血府逐瘀湯合瓜蔞薤白半夏湯加減

- 氣陰兩虛證

【證候】胸悶隱痛，心悸氣短，倦怠乏力，咽乾口燥，煩熱自汗。舌質紅少苔，虛數無力或促結，氣陰虛損，心脈失養

【治法】益氣養陰

【方藥】炙甘草湯加減。加黃芪、煅龍牡以增益氣固表，斂汗定悸之功效

- 心腎陽虛證

【證候】胸悶喘促，畏寒肢冷。頭目眩暈，心悸不寧，乏力氣短，小便短少，足跗水腫。舌質淡胖，邊有齒痕，舌苔白滑。脈象沉細。心腎陽虛，寒飲凌心

【治法】溫補心腎，化飲利水

【方藥】真武湯加減

循證調護

如果高血壓性心臟病的病因難以去除，心臟的病理改變則難以完全逆轉。患者常反覆出現急性加重，並逐漸進展，最重可能發展為心衰甚至死亡。患者的生存期與血壓控制水平、治療是否及時且規範、日常生活方式的改善情況等密切相關。

1. 改善生活方式，如強調低鹽、低脂飲食，控制飲食總量以控制體重及戒煙戒酒等。

2. 實施逐漸提高訓練強度，幫助心臟康復，主張適度的有氧運動，可練習太極拳、八段錦及步行等。訓練過程中，如有氣促加劇要立即停止運動。嚴重的心力衰竭患者則要特別注意臥牀休息，在家屬的配合下加強被動運動，以免形成靜脈血栓。

併發高血壓性腎病

概述

由高血壓導致的腎臟損害稱為高血壓腎病，屬繼發性腎病。高血壓腎病又稱為高血壓性良性小動脈性腎硬化，臨床特點是長期高血壓出現輕度蛋白尿，腎功能減退進展較慢，早期常出現夜尿增多等腎小管功能損害的表現，晚期可出現嚴重蛋白尿、氮質血症，最終發展為終末期腎衰。

高血壓與腎臟損害可相互影響，形成惡性循環。一方面，腎臟損傷引起高血壓；另一方面，高血壓又會加重腎臟損傷。急驟發展的高血壓可引起廣泛的腎小動脈彌慢性病變，導致惡性腎小動脈硬化，從而迅速發展成為尿毒症，成為腎病患者死亡的重要原因。

高血壓與腎損害互為因果，如高血壓導致腎小動脈高壓、痙攣、腎缺血、腎小球硬化，出現蛋白尿等，形成腎損傷。腎損害也可進一步使腎血管痙攣、阻塞，腎組織缺血加重，造成腎素分泌增多，前列腺素減少，血壓更高。在臨床上，腎性高血壓與高血壓腎病都具有兩重性，一是腎病為基礎，二是高血壓為併發症；或是高血壓為基礎，腎病為其併發症。

臨床症狀

1. **早期**：夜尿增多，尿比重降低，尿鈉排出增多，尿濃縮功能下降。

2. **後期**：缺血性腎病形成後，腎小球損傷，尿化驗異常，少量蛋白尿紅細胞。腎小球功能漸進受損肌酐清除率下降，血清肌酐逐漸增高。蛋白尿的產生是評定動脈粥樣硬化腎實質病變嚴重程度的指標之一。

3. **晚期**：腎體積進行性縮小，兩側常不一致，全身表現有高血壓眼底病變及心腦併發症。

對於高血壓患者一定要檢查尿常規。高血壓可以引起腎臟疾病也可加重腎病，腎病也會引起高血壓。慢性腎病與高血壓互為因果，每位腎病患者一定要定期積極進行血壓檢查；有效地將血壓維持在理想範圍，對預防高血壓及高血壓腎病有重要意義。

診斷與鑒別

具有高血壓史五年以上，出現持續性蛋白尿，伴隨高血壓性視網膜動脈硬化或動脈硬化性視網膜改變者，並排除其他原因導致的蛋白尿，一般可診斷為高血壓腎病。

需要與各種原發性腎病及其他繼發性腎病鑒別，特別是要對高血壓腎病與腎性高血壓進行鑒別，但如果病史不清，且已經到了腎功能衰竭，有時鑒別有一定難度。

表 4.10　高血壓腎病與慢性腎小球腎炎繼發高血壓相鑒別

類別	高血壓腎病	腎性高血壓
病史	高血壓在先，腎病在後	腎病在先，高血壓在後
年齡	多為年紀大	多為年輕患者
蛋白尿	蛋白尿一般不多	蛋白多數較多，通常 24 小時尿蛋白在 1 克以上
血尿	無血尿	多有血尿

治療

1. 西醫治療

高血壓不論是否有併發腎損害臨床症狀都需要嚴格控制血壓；力求把血壓控制在正常範圍，這是一個重要基礎治療原則。防治腎功能進展有兩項主要要求：

腎病一般情況下，血壓應控制在 130/80mmHg 以下；如果腎病蛋白尿每天達到一克以上，則血壓需要控制在 125/75mmHg 以下。

對於早期、輕度高血壓和尿常規正常者可予非藥物治療，保持良好的情緒，減肥，限鹽限酒，適量運動。可供選用的降壓藥物有利尿劑、β- 受體阻斷劑、鈣拮抗劑、血管緊張素轉換酶抑制劑。其中，鈣拮抗劑和血管緊張素轉換酶抑制劑能同時改善腎臟的血流動力學。伴發高脂血症、糖尿病及高尿酸血症者，應給予相應治療，同時應用抗血小板聚集和黏附的藥物，如潘生丁（又名雙嘧達莫 Dipyridamole）、阿士匹靈等，可有阻止腎小球動脈硬化的作用。

對於晚期慢性腎衰尿毒症患者可採取替代治療，替代治療的方式包括血液透析、腹膜透析和腎移植等。

慢性腎衰替代治療的標準：

何時需要進行替代治療，無絕對標準，但一般來説早期透析、充分透析對腎衰晚期患者的長期生存以及生活品質等方面均有重要意義。多主張內生肌酐清除率為 10ml/min 左右即可開始透析治療，一般來説，用飲食療法、藥物治療等無效，腎功能衰竭繼續發展，每日尿量 <1000ml 者，參考以下指標可行透析治療：

- 尿素氮 ≥28.6mmol/L。
- 血肌酐 ≥707.2mmol/L。
- 有明顯的尿毒症症狀及水鈉瀦留（浮腫、血壓升高、高容量性心力衰竭的徵兆)。

- 發貧血(紅細胞壓積 <15%)、心包炎、高血壓、消化道出血、骨病、尿毒症腦病等。

上述是一個參考指標,患者的具體情況十分重要。不同的原發病有所區別,如糖尿病腎病的患者要求更早些作透析治療。

如果患者存在比較嚴重的臨床症狀,如十分疲勞、胃口很差,特別對於長期營養不良、嚴重消瘦的患者,有時雖然血肌酐不是很高,但事實上腎功能已經很差,也需要考慮及早進行透析治療。如果存在嚴重高鉀血症,如血鉀 ≥6.5mmol/L;嚴重代謝性酸中毒,如二氧化碳結合力 ≤10mmol/L;以及嚴重的急性肺水腫、左心衰等緊急情況,而內科處理又無明顯效果者,宜緊急進行血液透析治療。[15]

2. 中醫治療

慢性腎衰竭治療的最終目的是延緩病程進展,延遲進入終末期腎衰。中醫治療慢性腎病主張早期介入治療,其具體方案根據不同疾病階段而有不同。例如對於慢性腎衰早、中期(腎小球濾過率大於 10ml/min)可以用中醫治療;而對於慢性腎衰尿毒症期(腎小球濾過率小於 10ml/min)則應該以「西醫治療為主,中醫治療為輔」。[16]

高血壓性良性小動脈性腎硬化治療應以中醫辨證治療為主,積極治療高血壓,防止腎臟硬化。對血壓控制不理想者,應予以中西醫結合治療。當出現腎功能衰竭時,則以中醫綜合措施延緩腎功能衰竭進展。

良性小動脈性腎硬化，臨床上以本虛標實為多見。滋養肝腎、補益腎氣為法治其本，以平肝潛陽、活血祛瘀、化痰泄濁利水為法治其標。常見的中醫治療分型有：肝腎陰虛、肝陽上擾，方選天麻鉤藤湯和杞菊地黃丸加減；腎氣虧虛、下元不固，方選五子衍宗丸加減；氣滯血瘀、濕濁內阻，方選桃紅四物湯合五苓散加減；脾腎虧虛、氣血不足，方選歸脾湯加減治療；陽虛水泛、濁毒瘀阻，方選真武湯加減。[17]

循證調護

高血壓出現腎損害患者也要注意合理的生活作息，戒酒戒煙等。在飲食方面，一般説禁止食用楊桃，因為個別腎病患者食用楊桃後會出現昏迷等危急狀態。低鹽飲食是很多腎病患者的普遍原則，一般建議每日鹽的攝入應該在三克左右，如有水腫明顯者需要更低。但也要避免矯枉過正導致低鈉。高血壓腎病患者，如有腎損害則要注意適當的優質低蛋白飲食。水果和蔬菜是否要限制進食，則需根據腎功能狀態及血清鉀的水平而定。如有高鉀血症則蔬菜、水果需要較為嚴格限制，一般要限制食用冬菇、馬鈴薯、香蕉、車厘子、榴蓮等含鉀高的食物。腎功能不全者一般不宜多飲老火湯。

在運動方面則注意適量，積極參加體育鍛煉，合理運動，如太極、八段錦、體操、游泳等。血壓較高而未獲得良好控制者及腎功能損害明顯者均應避免劇烈運動。

併發高血壓眼病

概述

高血壓對眼部有一系列影響，除直接導致高血壓視網膜病變外，還是發生視網膜靜脈阻塞、視網膜動脈阻塞、視網膜大動脈瘤、缺血性視神經病變等其他眼部血管病變的重要危險因素，並增加糖尿病視網膜病變發生發展的危險性，而且與青光眼及年齡相關性黃斑病變有關。[18]

狹義的高血壓眼病指的是由於長期血壓增高導致血視網膜屏障破壞，使血漿紅細胞滲出血管外，導致視網膜水腫、出血，甚至視網膜血管閉塞的一種眼底視網膜病。高血壓眼病病人中約七成患者有眼底改變。臨床常見的呈慢性經過的高血壓患者中，眼底病變與病程長短呈正比；病程越長者，眼底病變的陽性率越高，嚴重性也越大。

視網膜中央動脈是全身唯一能夠在活體上、被直接觀察到的小動脈。因此，觀察高血壓患者的眼底情況，常能了解患者心、腎、腦等臟器的受害程度，對高血壓的診斷及預後判斷有重要意義。原發性高血壓性視網膜病變是由於高血壓引起。以視網膜動脈收縮乃至視網膜、視乳頭病變為主要表現。

眼底病變的程度與高血壓時間長短及其嚴重程度密切相關。隨着血壓下降和控制，眼底出血，滲出等病變也逐漸好轉，一般效果很好，但到晚期效果較差。

表 4.11　高血壓眼病的高危因素

高危因素	特點
個人因素	年齡、工作緊張程度、運動量、體重指數等。
生活習慣	吸煙、飲酒以及高鹽低蛋白飲食等不良生活習慣。
病理因素	血壓，頸動脈內膜中層厚度、血脂、血尿酸、尿微量白蛋白等也與高血壓眼底異常存在一定相關性。
中醫證型	肝火亢盛型多見。

臨床症狀

早期一般無明顯症狀，病情嚴重者可有頭痛、視物模糊、視物變小或變形。早期不影響視力，後期視力不同程度下降。高血壓眼病以視網膜動脈收縮乃至視網膜、視乳頭病變為主要表現。

表 4.12　高血壓眼病的分級

分級	特點
一級眼底病變	視網膜動脈變細，反光增強。
二級眼底病變	視網膜動脈狹窄，動靜脈交叉壓迫。
三級眼底病變	在一至二級病變的基礎上有眼底出血及棉絮狀滲出。
四級眼底病變	在一至三級病變的基礎上可出現視盤水腫。

併發症

高血壓眼病是一種由高血壓引起的常見眼病。如不重視則會引發眼底出血、急性閉角型青光眼及視覺衰退等併發症。

表 4.13　高血壓眼病常見的併發症

併發症	特點
眼底出血	這種情況往往發生在已患高血壓、動脈硬化症、糖尿病的病人。尤易發生於原有高血壓的病人。還可繼發於視網膜靜脈阻塞、視網膜靜脈周圍炎等疾病。主要表現是視力下降、眼前黑影飄動，嚴重的可出現視力突然喪失。
急性閉角型青光眼	多見於老年婦女，患者可出現劇烈的頭痛、眼痛、噁心、嘔吐、視力驟降，看燈光出現「彩虹」。有的還可出現發熱、怕冷等症狀，容易被誤以為是胃腸疾病或感冒。
視覺衰退	後果是近視、乾眼症、結膜炎的發生率大大上升，出現眼睛乾澀、發紅、有灼熱感或異物感，眼皮沉重、眼痛、頭痛、視力下降等症狀。

診斷與鑒別

高血壓導致的視網膜變性的特徵包括：血管變窄、血管滲出、視網膜的滲出，稱為「棉絨斑」；黃斑和視盤水腫；眼球後部的出血。臨床上通過眼底檢查或眼底血管螢光造影檢查等可獲得明確診斷，並與糖尿病視網膜病變等相鑒別。

治療

1. 西醫治療

高血壓引起眼部病變的關鍵是控制血壓等病因治療，尤其是對急進型高血壓性視網膜病變患者，應及時將血壓控制在正常範圍。由於眼底視網膜病變是全身血管病變的一部分，因此針對血管硬化的調脂、抗血小板凝聚及抗氧化等治療也非常必要，對於出血明顯者可採用鐳射療法。

對緩進型高血壓性視網膜病變患者，需定期隨訪。最初三個月覆查一次，隨後若病情穩定可 6-12 個月檢查一次。對出現三級或四級視網膜病變者，應定期檢查。

2. 中醫治療

中醫古籍中沒有與「高血壓視網膜病變」相對應的病名，根據其臨床表現可歸屬於「暴盲」、「內障」等範疇。中醫認為「肝藏血，主疏泄」、「肝開竅於目」、「肝受血而能視」、「肝氣通於目，肝和則能辨五色」。因此，高血壓眼病與肝藏血、疏泄的生理功能失常有密切相關。辨證論治是治療高血壓視網膜病變的主要方法，臨床常見分型有：氣滯血瘀證，方以補陽還五湯或血府逐瘀湯加減；痰濕壅盛證，方以三仁湯加減；肝火亢盛證，天麻鉤藤飲隨證加涼血藥物，藥用天麻、鉤藤、炒杜仲、黃芩、赤芍、梔子、仙鶴草、旱蓮草，石決明、白茅根、玄參、茺蔚子；以及肝腎陰虛證，方選杞菊地黃湯加減；如屬於肝氣鬱結證，則治以調理氣血為主，兼清熱、健脾等法，方選柴胡疏肝散、逍遙散、四逆散等加減治療。[19]

有學者參考眼底有無出血、水腫等情況進行辨證，具有一定的特色，其分型為：肝陽上亢型，水濕上泛、痰濁上蒙型，及肝腎陰虛虛火上炎型。其中肝腎陰虛、虛火上炎型常用於眼底可見動脈節段性痙攣或動脈硬化的表現。一般可治以補益肝腎，滋陰降火。方用：生地黃、熟地黃、當歸、白芍、枸杞子、川芎、菟絲子、知母、黃柏、丹參、甘草、茺蔚子、桑葉。若視網膜散在出血或反覆出血者，加旱蓮草、牡丹皮、藕節炭、阿膠。[20]

專方三七地龍湯加減治療高血壓性視網膜病變出血者，起到眼底出血吸收、滲出物吸收、視力提高等效果。三七地龍湯由三七、地龍、血竭、赤芍藥、白及、當歸組成。出血初期眼底出血時間一般在 10 天之內，出血鮮紅。投以三七地龍湯加梔子炭、側柏炭、仙鶴草。出血中期眼底出血 10-30 天，以原方加女貞子、阿膠、紅花等。出血後期眼底出血 30 天以上為陳舊性出血，分以下三型治療：

- **血熱妄行型**：眼底出血多，色鮮，出血成片狀，伴有耳鳴耳聾，頭昏胸悶，煩躁灼痛，易怒，舌紅，苔黃，脈數。治宜涼血止血、清肝瀉火。方以三七地龍湯加生地、仙鶴草、澤瀉等。

- **氣滯血瘀型**：眼底出血量少，色暗紫，伴有兩脅胸腹脹悶不舒，情志抑鬱，善太息，舌苔薄白，脈弦。治宜疏肝解鬱、行氣活血止血。方用三七地龍湯加柴胡、丹皮、法半夏、木香、梔子炭等。

- **肝腎陰虛型**：眼底出血時間較長，時好時歹，出血量少色紅，伴頭暈耳鳴，咽乾，腰膝酸軟，舌紅少苔，脈弦細。治宜滋補肝腎，涼血止血。方用三七地龍湯加生地、女貞子、旱蓮草、五加皮、木賊草等。[21]

循證調護

1. 高血壓視網膜病變與血壓控制有密切相關，一旦出現高血壓視網膜病變，往往提示全身血管及靶器官受損嚴重。因此嚴格地控制血壓是預防高血壓眼病的重要措施。

2. 在戒煙、低脂、低鹽等方面與其他類型的高血壓護理並無特殊要求，但在飲食控制的同時，應重視補充適量蛋白質如蛋白、魚類等食物；同時必須戒酒，而不是僅僅限酒。

3. 由於高血壓伴有眼底病變者，導致視力減退，對工作和生活帶來極大不便，心理上會產生焦慮、抑鬱、悲觀等心理反應，需要注意克服。

4. 避免熬夜及長時間近距離用眼。如有眼睛乾澀，則用合適的眼藥水滴眼。注意檢查視力、眼壓及眼底視網膜變化。一旦發現血壓波動明顯或伴有劇烈頭痛、噁心嘔吐，視力模糊者，應該及時就醫。

5. 避免過度用力咳嗽、打噴嚏、大笑、搬動重物、引吭高歌等，以免視網膜承受更大壓力而出血，甚或導致失明等。

五、常見的合併症

高血壓合併症指的是與高血壓本身並沒有明確的因果關係，但與高血壓有一定的同質性，如糖尿病、痛風、高脂血症等，這些病與高血壓一樣，都與代謝有關，常常同時出現；另外，兩者雖無明確的因果關係，但會互相影響，如失眠、焦慮、頸椎病等都可能加重高血壓，導致高血壓難以控制，而高血壓又可能加重這些病症。另外，某一些疾病與高血壓的共同存在會共同引致另一種疾病，如高黏血症、血管硬化等都是導致中風共同機制，這些也可歸屬於高血壓合併症範圍。從整體觀點出發，治療高血壓需同時注意其合併症，不可只見樹木，不見森林。

合併糖尿病

概述

糖尿病是一組以血糖水平升高為特徵的代謝性疾病羣。引起血糖升高的病理生理機制是胰島素分泌缺陷及（或）胰島素作用缺陷。血糖明顯升高時可出現多尿、多飲、體重減輕，有時尚可伴多食及視物模糊等症狀，其基本病理是血糖增高及代謝紊亂。

一型糖尿病多為青少年發病，發病的危險因素常與遺傳易感性、自身免疫、病毒感染、藥物及化學物等因素有關。二型糖尿病多為中老年發病，患病的危險因素可分為不可改變的危險因素和可改變的危險因素。糖尿病家族史、年齡、種族及遺傳易感性等屬於不可改變的危險因素。

超重、肥胖、體力活動減少及能量攝入增多，尤其是嗜甜食、肉食飲食過多，飲酒等膳食因素，吸煙、藥物及應激、熬夜等生活方式及社會因素，高血壓、血脂異常及代謝綜合症等均是糖尿病可改變的危險因素。

高血壓人羣中糖尿病的患病率較血壓正常人羣明顯升高，糖尿病患者，血壓升高導致腦中風或心肌梗塞的危險性明顯升高。高血壓和糖尿病合併存在對心血管的危害有乘積效應，動脈粥樣硬化的機會大大增加；在加重了大血管病變的同時，也加重了微血管病變。糖尿病時血脂增高，脂質代謝紊亂，凝血功能異常，使高血壓患者本已存在的高凝狀態進一步加重，更易產生腦梗塞；高血壓會加快糖尿病腎病的發生、發展和腎臟纖維化進程。

糖尿病與高血壓並存相當常見，這也是病人發生動脈硬化和腎衰竭的重要原因。高血壓的糖尿病患者其視網膜和腎臟併發症的發生率明顯地高於血壓正常者，前者的神經病變、視網膜病變和腎臟病變更嚴重。高血糖和高血脂可加重高血壓患者的內皮功能損害，是內皮功能障礙的危險因素。而內皮功能障礙與高血壓也互為因果，血壓升高的同時會加重血管內皮功能障礙。[22]

臨床症狀

糖尿病的典型症狀者為「三多一少」，即多飲、多尿、多食，卻消瘦。這種情況可見於一型糖尿病患者及未獲得良好控制的二型糖尿病患者。

不典型症狀如：尿頻、尿量增多、倦怠、體重下降、女性陰部容易受念珠菌感染引起陰部瘙癢、視物模糊、足部麻痹、傷口容易發炎經久不癒等。有些糖尿病患者可能沒有明顯的症狀，容易漏診。有的甚至到了嚴重的併發症出現或因其他疾病進行檢查時才被發現。

診斷與鑒別

根據美國糖尿病協會 2010 年的推薦標準，符合以下任何一條即可診斷為糖尿病：

- 空腹血漿血糖在 7.0mmol/L 或以上。
- 在口服糖耐量試驗中，口服 75 克葡萄糖 2 小時後，血漿血糖在 11.1mmol/L 或以上。
- 有高血糖症狀，並且隨機血漿血糖在 11.1mmol/L 或以上。
- 糖化血紅蛋白（HbA1c）在 6.5% 或以上。

國際糖尿病專家委員會已經推薦將 HbA1C 檢測結果（≥6.5%）作為糖尿病的重要診斷依據。

糖尿病的鑒別主要是一型糖尿病和二型糖尿病，兩者最顯著的區別是：一型糖尿病是胰島素絕對缺乏，二型糖尿病是胰島素相對缺乏。也就是說，一型糖尿病胰島功能完全散失，只能通過胰島素改善治療，故又稱胰島素依賴型；二型糖尿病還有殘存的胰島功能，治療方面不一定都用胰島素，可以通過藥物來改善胰島素的分泌和利用，故又稱非胰島素依賴型。兩者鑒別並不困難。另外，臨床所見絕大多數糖尿病都屬於二型糖尿病。

治療

1. 西醫治療

糖尿病治療的目的在於減少糖尿病大血管和微血管併發症的發生；保護易受高血壓損傷的靶器官；減少致死、致殘率，提高患者的生活質量，延長壽命。嚴格控制血壓可使糖尿病相關病死率、腦中風發生率、微血管病變發生率顯著降低。

降低血壓至理想範圍固然重要，但過低的血壓有時會產生嚴重的不良後果。2007 年歐洲心臟學會高血壓治療指南及 2009 年版加拿大高血壓指南均指出糖尿病患者血壓控制的目標值為 130/80mmHg 以下。如 24 小時尿蛋白排泄量達到 1 克或以上，血壓控制則應低於 125/75mmHg。

隨着對糖尿病的認識程度不斷加深，人們意識到，很多其他危險因素如血壓、血脂等都與其慢性併發症密切相關。因此，必須對糖尿病進行強化治療，包括對糖尿病併發症的危險因素進行全面有效的治療，務求達到預定的目標，如控制血糖、血壓，調節血脂，戒煙，減重，並改變生活方式和行為習慣等。

凡是經過飲食控制、運動及減肥等措施治療三個月以上，血糖仍未達標者，應該及時給予藥物治療。糖尿病的藥物治療多基於二型糖尿病的兩個主要病理生理改變，即胰島素抵抗和胰島素分泌受損。

口服降糖藥根據作用效果的不同，可以分為促胰島素分泌劑和非促胰島素分泌劑。促胰島素分泌劑包括：磺脲類、格列奈類、二肽基肽酶 -4 抑制劑（DPP-4 抑制劑）。非促胰島素分泌劑包括：雙胍類、噻唑烷二酮類藥物（TZDs）、α- 糖苷酶抑制劑。

胰島素主要用於一型糖尿病患者，但二型糖尿病患者如果出現明顯的併發症等情況，應該及時考慮使用胰島素治療。

糖尿病患者使用胰島素治療的指徵：

- 有糖尿病併發症，如糖尿病眼病、糖尿病腎病等
- 肝、腎功能不全
- 妊娠期、哺乳期婦女
- 明顯消瘦
- 非酮症高滲性昏迷、乳酸性酸中毒、酮症酸中毒或反覆出現酮症
- 合併嚴重感染、創傷、急性心梗、腦血管意外、大手術等應激狀態
- 患者同時使用糖皮質激素
- 有嚴重胃腸道疾患
- 口服藥控制不佳

2. 中醫治療[23]

糖尿病併發高血壓臨床多屬於中醫「眩暈」、「消渴」等範疇。

辨證應分清相關臟腑及標本虛實。治療以調整陰陽、補虛瀉實為原則。

一型糖尿病及未獲得良好控制的二型糖尿病，臨床上出現的徵狀特點，主要分為上消、中消及下消等證型。

其中以渴而多飲為上消，治以清熱潤肺、生津止渴，方用消渴方加減。如多食易飢為主，常按中消治療，治以清胃瀉火，養陰增液，常用玉女煎加減。常用藥物包括生石膏、知母清肺胃之熱，生地黃、麥冬滋肺胃之陰。至於以小便頻數為主者，屬於下消，包括腎陰虧虛和陰陽俱虛兩種類型。腎陰虧虛臨床表現為尿頻量多，混濁如脂膏，或尿甜，腰膝酸軟，乏力，頭暈耳鳴，口乾唇燥，皮膚乾燥、瘙癢，舌紅苔，脈細數。治以滋陰補腎，潤燥止渴，方用六味地黃丸加減。陰陽俱虛症狀表現為小便頻數，混濁如膏，甚至飲一溲一，面容憔悴，耳輪乾枯，腰膝酸軟，四肢欠溫，畏寒肢冷，陽痿或月經不調，舌苔淡白而乾，脈沉細無力。治以溫陽滋陰，補腎固攝。方用金匱腎氣丸加減。

研究表明一些中藥，如知母、桑葉、人參、黃芪、黃精、枸杞、葛根、黃連、紅景天、鬼箭羽等，具有一定的降糖作用，可在辨證基礎上選用。

循證調護

糖尿病除了必要的藥物治療和監測之外，更要注意合理的飲食習慣和調理，如：堅持糖尿病飲食，注意營養均衡，多吃蔬菜，合理選用低升糖指數的食物。避免暴飲暴食，勿飲酒，勿過量飲食，避免油膩及含糖分過高、高熱量食物。兒童更應該養成良好的飲食和作息習慣。堅持適當運動，努力把體重控制在理想範圍。血糖控制不佳者，要及時採用藥物治療，但生活方式的改善更為重要。

合併血脂異常

概述

高脂血症又稱血脂異常，由於脂肪代謝或運轉異常，使血漿一種或多種脂質高於正常。脂質異常包括總膽固醇、低密度膽固醇、三酸甘油酯升高，高密度脂蛋白下降。其中低密度脂蛋白通常被稱為「壞的膽固醇」，而高密度脂蛋白則為「好的膽固醇」。

高脂血症是動脈粥樣硬化的原始動因，而動脈硬化則是中老年人衰老以及許多疾病的重要基礎。高血壓合併高脂血症十分常見，兩者同時存在時，加重了血管的損傷以及血管併發症。脂肪攝入過多、脂蛋白合成及代謝過程的異常均可導致高脂血症。按發病原因，可分為原發性高脂血症和繼發性高脂血症。

表 5.1　高脂血症的病因

分類	病因
原發性高脂血症	與基因突變有關，多數明顯的家族遺傳傾向，並與不良的飲食習慣、體力活動不足、肥胖、酗酒及年齡增加有關。

分類	病因
繼發性高脂血症	由其他疾病導致，常見的如糖尿病、腎病、甲狀腺功能下降等。 或服用某些藥物，如激素、利尿藥、β-阻滯藥等。

臨床症狀

高脂血脂既是獨立的疾病，又是很多疾病所伴隨出現的代謝異常。早期多無特殊症狀。典型高脂血脂患者可能有黃色瘤、早發性角膜環、眼底改變等，但發生率並不高。

長期高脂血症可出現一系列伴隨疾病，如引起動脈粥樣硬化時可能會出現胸悶、胸痛、頭暈、跛行等症狀，過多脂質沉積於肝臟及脾臟，患者會出現肝臟、脾臟體積增大。但症狀均非特異性。

診斷與鑒別

本病可根據《中國成人血脂異常防治指南》2016 年修訂版的診斷標準、血脂水平分層標準進行診斷。另在臨床上需對原發性血脂異常和繼發性血脂異常相鑒別。

表 5.2　中國 ASCVD 一級預防人羣血脂合適水平和異常分類標準

分層	總膽固醇	低密度膽固醇	高密度膽固醇	三酸甘油酯
理想水平		＜ 2.6		
合適範圍	＜ 5.2	＜ 3.4		＜ 1.70

分層	總膽固醇	低密度膽固醇	高密度膽固醇	三酸甘油酯
邊緣升高	5.2-6.2	3.4-4.1		＜ 2.3
升高	≥6.2	≥4.1		≥2.3
降低			＜ 1.0	

❶ 參考《中國成人血脂異常防治指南》2016 年修訂版。

❷ ASCVD：Atherosclerotic Cardiovascular Disease，動脈粥樣硬化性心血管疾病。

❸ 單位 mmol/L。

治療

1. 西醫治療

血脂異常是動脈粥樣硬化性疾病的重要危險因素，高血壓伴有血脂異常顯著增加心血管病危險，因此對於血脂異常必須加以治療，並達到目標值。

表 5.3　高血壓合併血脂異常開始調脂治療的 TC 和 LDL-C 值及其目標值

危險等級	藥物治療開始	治療目標值
中危	TC>6.2 LDL-C>4.1	TC<5.2 LDL-C<3.4
高危：CHD 或 CHD 等危症	TC>4.1 LDL-C>2.6	TC<4.1 LDL-C<2.6
很高危：急性冠脈綜合症或缺血性心血管病合併糖尿病	TC >4.1 LDL-C>2.1	TC<3.1 LDL-C<2.1

❶ 參考 :《中國高血壓防治指南》(第三版)。

❷ TC：總膽固醇，LDL-C：低密度脂蛋白膽固醇；CHD：慢性心臟病。

❸ 單位 mmol/L。

高血壓伴血脂異常者，應首先積極改善個人的生活方式，以達到與服食降脂藥相近的治療效果，在有效控制血脂的同時有效減少心血管事故。

改善生活方式的具體內容，例如：

- 減少飽和脂肪酸及膽固醇的攝入。
- 選擇能夠降低 LDL-C 的食物，如含可溶性膳食纖維高的食物。包括：全穀類食物、水果、蔬菜等。
- 減輕體重，冀能達到理想體重或至少預防體重增加。
- 增加有規律的體力活動，包括足夠的中等強度的鍛煉。
- 採取引起對其他心血管病危險因素的措施如戒煙、限鹽，以降低血壓。

如果在改善生活方式六個月後，血脂水平仍不能達到目標值者，則考慮藥物降脂治療。對伴有缺血性心、腦血管病的患者，推薦進行抗血小板治療等。

主要的降脂藥有他汀類、貝特類、膽酸結合樹脂和煙醯及煙醯衍生物等，他汀類藥物和貝特類藥物則是降脂的一線藥物。

表 5.4 常用的調脂藥物簡表

種類	藥物	英文名	注意
他汀類	辛伐他汀（舒降之）	Simvastatin	不良反應有肌肉病變、肝酶升高。活動性或慢性肝病禁忌。
	阿托伐他汀（立普妥）	Atorvastatin（Lipitor）	
	氟伐他汀	Fluvastatin	
	洛伐他汀	Lovastatin	
	普伐他汀	Pravastatin	
貝特類	非諾貝特（力平脂）	Fenofibrate	副作用有消化不良、膽石症，肌肉病變等。嚴重肝、腎功能不全者禁忌。
	吉非貝琪（諾衡）又稱吉非羅齊	Gemfibrozil	
	氯貝丁酯（氯貝特）	Clofibrate	
煙酸		Nicotinic acid	升高血糖，升高尿酸、肝毒性及上消化道不適。慢性肝病禁忌。

參考：《中國二型糖尿病防治指南》2010 年版及 MIMS Annual Hong Kong, 23rd 2012-2013。

2. 中醫治療

中醫根據血脂異常的發病特點和臨床表現，把血脂異常歸屬於「痰濁」、「瘀血」等範疇。中醫認為血脂代謝紊亂與痰瘀有關。痰阻血脈，久病入絡致瘀，痰瘀互結，膠着脈道，終致脈痹、胸痹、中風等變證。高血壓合併血脂異常的病機特點是以正虛為本，痰濁血瘀氣滯為標。辨證多以益氣健脾，活血化瘀、利濕化痰為主。脾虛痰濕，多用二陳湯、胃苓湯加減；脾虛水濕，多用參苓白朮散加減；脾虛痰瘀，多用四君子湯合桃紅四物湯加減。

健脾燥濕化痰的基本藥物多選用：黨參、茯苓、薏苡仁、白朮、豬苓、炙甘草、法半夏等；活血通絡多選用：川芎、桃仁、紅花、赤芍、當歸、地龍等；若畏寒肢冷、氣短者，加肉桂，重用參、芪以溫陽益氣，利水滲濕。

高血脂及高血壓患者多見頭昏目眩，視物不清，口苦咽乾，舌紫或舌下瘀斑，脈弦滑或弦數。高血脂多伴有高血壓、腦動脈硬化，可用筆者導師張琪教授的決明子飲治療，決明子飲組成有決明子、鉤藤、菊花、生地、玄參、赤芍、桃仁、當歸、川芎、枳殼、甘草、黃芩。[24]

筆者導師、廣東省名中醫黃春林教授對中藥藥理深有研究，筆者曾協助導師編寫《中藥藥理與臨床手冊》，詳細記載分析了對血脂有影響的常見中藥及機制衛生。[25]

紅花、金櫻子等有降膽固醇作用；山楂、白果等藥有降甘油三酯作用；人參、三七等藥兼具降膽固醇及甘油三酯作用；玉竹、金櫻子等藥有降低低密度脂蛋白作用；黨參、女貞子等藥有提升高密度脂蛋白作用；人參、西洋參等藥兼具降低低密度脂蛋白以及提升高密度脂蛋白兩種作用。

脂質代謝紊亂及纖維蛋白溶解活性降低是導致動脈粥樣硬化的主要原因，其病理改變是膽固醇及其他脂質在動脈內膜沉積，造成內膜損傷，斑塊形成，纖維組織增生，動脈硬化。因此，調脂藥可以防治動脈粥樣硬化。降脂中藥中的三七、丹參、蒲黃、玉竹、薤白、銀柴胡、黃連、茵陳等有防治動脈粥樣硬化的作用。

循證調護

高脂血症患者須特別注意限制高脂肪食品，宜選擇膽固醇含量低的食品，如蔬菜、豆製品、瘦肉、海蜇等，尤其應多吃富含纖維的蔬菜，減少腸內膽固醇的吸收。食物的膽固醇大部分來自動物油食品，其中以動物內臟、魚子和腦等，含膽固醇較高，應忌用或少用。

建議改變做菜方式，如少放油，以蒸、煮、涼拌為主，少吃煎炸食品。糖可在肝臟中轉化為內源性甘油三酯，使血漿中甘油三酯的濃度增高，所以應限制甜食。另外，注意合理運動，減輕體重及戒煙戒酒等。

合併代謝綜合症

概述

代謝綜合症是一組易肥胖、高血糖、血脂異常及高血壓等聚集發病、嚴重影響機體健康的臨床症候羣。由於代謝綜合症中的每一個疾病都是心血管病的危險因素，其聯合作用對心血管的危險更加嚴重。代謝綜合症是與多基因和多種環境因素相互作用的結果，即一方面與遺傳、免疫因素密切相關，另一方面受多種環境因素影響。

肥胖、高血糖、血脂異常、高血壓是一組同質性的疾病。在遺傳和生活習慣的影響下導致了肥胖，肥胖又導致了胰島素抵抗的發生，再加上活動量低、運動量過少，造成了代謝綜合症的發生和進展。

臨床症狀

代謝綜合症並不是一個獨立的疾病，其臨床症狀與各自疾病有關。如肥胖相關的症狀，腹部肥胖或超重，個別因肥胖引起的行動遲緩、心肺功能下降可出現氣喘等。又如脂代謝異常及肥胖導致脂肪肝、腎功能濾過下降可出現倦怠、乏力、水腫等。

高血壓可導致頭暈、頭痛等症狀。糖尿病或葡萄糖耐量異常可有口乾、多飲、多尿及反應性低血糖症狀等。

診斷與鑒別

2005 年 4 月 14 日，國際糖尿病聯盟在綜合了來自世界六大洲的糖尿病學、心血管病學、血脂學、公共衞生、流行病學、遺傳學、營養和代謝病學的專家意見，頒佈了新的代謝綜合症工作定義。中華醫學會糖尿病學分會也定出了建議的診斷標準，具備以下四項組成成分中的三項或全部者，可診斷為代謝綜合症。

表 5.5 代謝綜合症診斷標準

血脂異常	血壓升高	高血糖	超重或肥胖
空腹血 TG≥1.7mmol/L，和（或）空腹血 HDL-C ＜0.9mmol/L（男），＜1.0mmol/L（女）	血壓 ≥140/90mmHg，和（或）已確診高血壓並治療者	FPG≥6.1mmol/L 和（或）2hPG≥7.8mmol/L，和（或）已確診糖尿病並治療者血脂異常	BMI≥25.0kg/m^2

❶BMI= 體重（kg）/ 身高（m^2）；❷FPG：空腹血糖；❸2hPG：餐後 2 小時血糖；❹TG：甘油三脂；❺HDL-C 高密度脂蛋白，又稱好膽固醇。

治療

1. 西醫治療

防治代謝綜合症的主要目標是預防臨床心血管疾病以及二型糖尿病的發生，對已有心血管疾病者則要預防心血管問題再發。減肥可使二型糖尿病患者胰島素抵抗減輕，並有助於改善血糖和血脂狀況，降低血壓。飲食管理及合理運動是代謝綜合症的基礎治療，並要嚴格戒煙戒酒。

針對各種危險因素如糖尿病或糖調節受損、高血壓、血脂紊亂以及肥胖等的藥物治療，治療目標如下：

- 體重降低 5% 以上
- 血壓小於 130/80mmHg
- LDL-C 小於 2.6mmol/L、TG 小於 1.7mmol/L、HDL-C 大於 1.04mmol/L（男）或大於 1.3mmol/L（女）

- 空腹血糖小於 6.1mmol/L、糖耐量試驗 2 小時血糖小於 7.8mmol/L 及 HbA1C（糖化血紅蛋白）小於 6.5%。

如飲食控制及運動已盡力，而膽固醇及三酸甘油酯仍高，則需服用或增加降膽固醇或降三酸甘油酯藥，及小劑量使用阿士匹靈等藥，以預防心血管事故。降糖及降低胰島素抵抗，除了減肥和運動之外，二甲雙胍等有改善胰島素的敏感性。降壓治療，則首選血管緊張素轉化酶抑制劑。改善脂質代謝，常用藥有他汀類等。

對於嚴重肥胖者，國際糖尿病聯盟及中國糖尿病學界建議考慮進行代謝手術治療。[26] 但由於手術存在較大風險，應嚴格評估手術適應症。

2. 中醫治療

代謝綜合症通常由於飲食失調、過食肥甘、情志失調、運動過少等原因導致臟腑陰陽氣血虧虛，痰瘀鬱阻血脈絡道，而呈本虛標實之證。常見證型有氣虛痰鬱、瘀血證、陰虛證、濕熱證及氣陰兩虛證、陰虛熱盛證、痰濁阻遏證、痰瘀互結證、肝陽上亢證、陰陽兩虛證。常見的治法有健脾補腎、化濕活血、疏肝利膽、益氣養陰、清熱化瘀等。

筆者導師、國醫大師張琪教授對脾腎兩虛、痰濁瘀血內阻型的代謝綜合症採取益氣健脾補腎、化痰辟穢、解毒活血法，並分兩階段分別採用參芪地黃湯和二陳湯加減，與清心蓮子飲和二陳湯加減治療，取得良好效果。

第一階段從補脾腎入手，用參芪地黃湯益氣健脾補腎，扶正祛邪；脾不健運，則氣、血、水濕運行障礙，痰、濕、瘀血內停，以二陳湯健脾燥濕化痰；丹參、桃仁、紅花、赤芍活血化瘀、通暢血脈；萆薢、土茯苓、石菖蒲開竅辟穢化濁解毒；決明子清肝降血脂降血壓，防治血管硬化；龍骨、牡蠣平肝潛陽，收斂固澀。

第二階段，從益氣養陰入手，以清心蓮子飲益氣陰、清虛火、除煩渴。通過兩個階段的調整，使病人氣血陰陽回復平衡狀態。[27]

循證調護

1. 合理飲食

膳食管理中，減少飲食總量為第一關鍵，同時需要戒煙戒酒，選擇低鹽飲食等。在飲食上要避免高能量和高膽固醇的食物。富含脂肪食物如肥肉、腩肉、動物油、奶油等。高膽固醇食物如動物內臟等；或含反式脂肪酸的食物，如酥皮食品、固體植物牛油、人造奶油、薯片及油炸食品等。

減少低密度膽固醇的常見食物包括：

- 水溶性纖維高的食物如燕麥、乾豆類、莢豆類；藻類如海帶、紫菜及蔬果等。
- 含不飽和脂肪酸的食油如葵花籽油、粟米油、芥花籽油、橄欖油等。
- 含奧米加三脂肪酸的食物如三文魚、沙甸魚和吞拿魚，有助降低心血管疾病風險，但血尿酸高者不可過食。

2. 適當運動

運動除了能改善血壓狀態之外，還能增加高密度膽固醇，減少低密度膽固醇，從而減低血管閉塞的機會。運動同時能提高身體對胰島素的敏感度，每天 30 分鐘步行，對降血糖及維持理想體重有明顯幫助。

合併高黏血症

概述

血黏度是血液黏稠度的簡稱，是反映血液黏滯性的指標之一。影響血液黏稠的因素主要有：紅細胞聚集性及變形性，紅細胞壓積、大小和形態，血液中膽固醇、甘油三酯及纖維蛋白原的含量等等。高黏血症是由於血黏因子升高，使血液過度黏稠、血流緩慢造成，以血液流變學參數異常為特點的臨床病理綜合症。高黏血症，或稱高黏滯血症，也稱為血液高凝狀態。

研究表明儘管原發性高血壓患者動脈處於高壓力之下，血栓栓塞性併發症，如心肌梗塞、血栓栓塞性腦中風等顯著多於出血性併發症，因此推測高血壓患者存在血栓前狀態。[28] 血管壁內皮細胞損傷、血液成分改變和血流變化是血栓性疾病的發病機制，國外將之命名為血栓前狀態，並認為高血壓不但存在血栓前狀態，而且血栓前狀態與高血壓靶器官損害有關。[29]

臨床症狀

無特異性，但由於血液黏稠，流速減慢，血液中脂質便沉積在血管的內壁上，導致管腔狹窄、供血不足，導致心肌缺血、腦血栓、肢體血管血栓等疾病的發生。有些中老年人經常感覺頭暈、困倦、記憶力減退。

老年人的血管壁彈性逐漸減弱，管腔慢慢變狹窄，所以細胞容易相互緊貼靠攏，引起血黏度增高，使血液流動速度減慢，導致心血管疾病。老年人血液黏稠度增高與血漿中所含的蛋白質（球蛋白、纖維蛋白）和脂質（甘油三酯、膽固醇）含量增高有關。

當血液中含有較多異物（如血管內壁脱落的上皮細胞、附於血管壁內又脱落的類脂質等）時，纖維蛋白和血小板就聚集在異物周圍，並把它們包裹起來，形成血栓，影響血液的正常運行速度，加重血液的黏稠度。這些血栓當栓子增大或突然流入一根較細的動脈時，就會把血管堵塞，造成組織缺血、缺氧、壞死，導致腦梗塞、心肌梗塞、梗塞性脈管炎等。

診斷與鑒別

早期高凝狀態臨床沒有特別症狀，因此需要進行一些必要的檢查，包括血漿的纖維蛋白原（FIB）、凝血酶原時間（PT）、活化部分凝血活酶時間（APTT）、凝血酶時間（TT）及全血黏度。這些凝血指標升高是高黏血症的診斷依據。

如果血管出現血栓及血栓栓塞性併發症，則需要通過血管造影、普通電腦斷層掃描、多層螺旋 CT 及雙源 CT 血管造影

(CTA)、二維及彩色多普勒(Color Doppler)、磁力共振、放射性核素等影像學檢查。

治療

1. 西醫治療

對於高血壓合併血液高凝狀態，臨床必需有足夠的重視，因為血黏度升高是高血壓許多大、小血管併發症的基本原因。合理的生活習慣、作息時間可以有效降低血栓發生的風險。

西醫治療主要包括抗血小板凝聚、抗凝及溶栓等治療。一般來說動脈血栓強調抗血小板治療，靜脈血栓強調抗凝治療，根據患者的情況，輔以手術、溶栓等治療。應用抗血小板聚集治療，可使既往有中風或短暫性腦缺血發作病史患者的中風風險顯著降低：阿士匹靈(Aspirin)、氯吡格雷(Clopidogrel)、低分子肝素(Low molecular weight heparin)、法華令(Warfarin)等。如果有血栓，要考慮介入溶栓或手術等措施。

表 5.6　降低血液黏度常用藥物

藥物名稱	英文名稱	禁忌
氯吡格雷(波立維)	Clopidogrel	過敏。嚴重肝臟損傷、活動性病理性出血，如消化性潰瘍或顱內出血、哺乳婦女不宜。
阿士匹靈	Aspirin	主要為胃腸道反應，少見有過敏、肝腎損害等。
雙嘧達莫(潘生丁)	Dipyridamole	頭暈、頭痛、嘔吐、腹瀉、臉紅、皮疹和瘙癢等。

2. 中醫治療

血液高凝狀態或高黏血症屬於中醫「血瘀證」範疇。氣虛不能推動血液運行，陰虛則營血凝滯，運行受阻，而久病入絡，痰濁血瘀互結，滯於肢體，血脈運行障礙等均是血瘀證形成的主要原因。常見的治法有益氣養陰、活血等。活血化瘀是解決血瘀證的方法，包括服用活血化瘀的藥物、針灸、拔罐、按摩、熏洗等。

中藥黃芪、丹參、鬼箭羽、肉蓯蓉、水蛭、女貞子、黃精、紅花及全蠍等在糾正血液流變學異常，降低全血黏度、紅細胞壓積、血沉、血小板聚集、纖維蛋白原，改善脂代謝及改善糖尿病血瘀狀態均有一定的作用。[30]

其中活血化瘀的中藥主要分為三類：一是和血藥，這類藥的作用相對較弱，如：當歸、牡丹皮、山楂、赤芍、丹參等；二是活血藥，如：川芎、紅花、益母草、澤蘭、王不留行、大蒜等；三是破血藥，如：水蛭、土鼈蟲、三棱、莪術、地龍等。另可配合選用中藥三七粉口服，或用三七、水蛭、地龍各等份研末服用。具有活血化瘀，降黏防栓，改善血液黏滯狀態，減少心腦血管及其他血栓栓塞性疾病的發生。但蟲類藥物易致敏，需慎用。對於中醫證型屬於氣虛血瘀或伴有高血脂者，平時可用人參、西洋參、山楂、三七各等量，打粉後沖服。長期適當進食黑木耳對降低血黏度、改善血管狀態有一定的幫助，做菜做湯均可。

循證調護

平時除了適當運動、戒煙戒酒等措施之外，應特別注意適當多飲水。飲水須注意飲水時機，如早晨起牀前，每餐吃飯前一小時和就寢前一小時等。如無特殊禁忌，每天最好不少於 2,000 毫升，出汗多者，還要增加。

飲食宜清淡，可按糖尿病飲食方法，少食動物內臟及動物脂肪，少吃油炸食物，尤其是晚餐不宜進食過多。適當多食黑木耳、大蒜、洋蔥、青蔥、大豆、豆製品、魚類、水果和蔬菜等。

溫水泡澡對改善血液循環有一定幫助。適當的溫度，如 37°C，如無糖尿病神經及皮膚病等併發症，溫度可適當調高些，但不宜過高，不要超過 39°C。37°C 這個溫度接近體溫，血壓不會急劇升高，血栓溶解物質變得活躍，血黏度得以改善。浸泡 30 分鐘，微微汗出，亦不可過度出汗。泡澡與運動一樣都是使用消耗能量的方式，熱量消耗增加，脂肪就會減少，有條件者可養成每天泡澡的習慣，身體代謝水平會有改善。泡澡後體表和體內溫度升高，能使肌肉放鬆，改善血液循環，預防動脈硬化。

注意事項：

- 避免飯前泡澡以免出現低血糖，飯後 1-2 小時較宜。
- 泡澡後要及時飲水，避免缺水導致血黏度升高。
- 避免浴缸的水超過心臟位置，半身浴較合適。
- 溫度不可過高，溫度過高可使血壓驟升，而過度出汗導致血黏度升高或皮膚受損。
- 年老體弱、併發糖尿病足或有皮膚破損者不宜。

合併腦動脈硬化

概述

動脈硬化是動脈的一種炎症性病變，可使動脈管壁增厚、變硬、失去彈性，管腔狹小。動脈硬化是隨着人年齡增長而出現的血管疾病，通常是在青少年時期發生，至中老年時期加重、發病。

腦動脈硬化症是全身動脈硬化的一部分，長期高血壓加重了腦部主要動脈壁粥樣硬化損害。腦動脈硬化常發生於 40 歲以上的中老年人，男性多於女性，有高血壓、糖尿病、高脂血症、長期吸煙、飲酒及精神緊張的人多見。長期以來，動脈硬化被認為是血壓升高的合併症，但越來越多研究表明動脈硬化可以發生在血壓升高之前，而血壓的升高又會加劇動脈硬化，形成惡性循環。

高血壓是引起動脈硬化的主要危險因素。異常血壓波動與心、腦、腎等靶器官損害密切相關，且獨立於血壓水平。[31] 腦動脈硬化是在腦動脈硬化的基礎上發生的，成因為腦血流量減少。這種腦血流量的減少是普遍性的，難以形成有效的側支循環進行代償。所以，當動脈狹窄進展較快時，或因血流動力不足及血液黏滯度增高等因素造成腦血流灌注減少，導致腦部長期慢性供血不足，而引起大腦功能減退、腦萎縮等。

臨床症狀

早期腦動脈硬化未引起血管合併症和腦供血障礙前無明顯的臨床症狀，當病情進一步發展，可出現頭暈頭痛等症狀。

• **頭痛頭暈**：腦動脈硬化症患者最明顯的表現就是經常出現頭痛或頭暈，其症狀時輕時重，無規律可循。

• **睡眠障礙**：腦動脈硬化症患者大都會出現睡眠障礙，常表現為長時間無法入睡、時睡時醒、醒後極難入睡等。

• **健忘**：腦動脈硬化症患者的記憶力會明顯減退，尤其對數字、日期等遺忘得特別快。

• **情緒波動**：腦動脈硬化症患者可表現出情緒波動大、易激動、喜怒無常等症狀，這是由於其腦部供血量減少引起的。

• **手指震顫**：手指震顫是腦動脈硬化症最典型的症狀之一。該病患者在握筆寫字時，手指會出現輕微的震顫。

表 5.7 腦動脈硬化不同的臨床類型

類型	特點
神經衰弱綜合症	如頭痛、頭暈、疲乏、注意力不集中、記憶力減退、情緒不穩、思維遲緩及睡眠障礙，包括失眠或嗜睡。
頸動脈粥樣硬化	早期無明顯症狀，影響大腦血供時可出現頭暈、頭痛，如頸動脈狹窄嚴重或閉塞，可出現短暫性腦缺血發作，出現一過性黑矇、視野缺損、一側面部或肢體忽然無力、突發語言障礙或理解困難。
眼底動脈硬化	動脈變細，反光增強，嚴重者呈銀絲狀及動靜脈交叉壓跡。掌頦反射、吸吮反射陽性，有腦中風患者可遺留腦神經損害、偏癱、偏身感覺障礙等定位體徵。

診斷與鑒別

根據患者慢性起病，表現慢性腦功能不全綜合症，無局灶性腦功能損害體徵，眼底及全身動脈硬化，常伴高血壓、高血脂和糖尿病，結合彩超檢出頸內動脈顱外段粥樣硬化斑塊，經顱多普勒（TCD）檢測腦動脈血流狀態，電腦掃描檢查（CT）和磁力共振掃描檢查（MRI）顯示多發性腔隙灶、皮質下動脈硬化性腦病等；如有過一過性腦缺血或腦中風的患者可確診為腦動脈硬化。

腦動脈硬化引起的動脈硬化性精神病、柏金遜綜合症等均不宜歸為腦動脈硬化，而是其嚴重的併發症。針對腦動脈硬化症的檢查主要是影像學檢查，包括頸部彩色多普勒超聲波檢查、經顱彩色多普勒超聲波、CT 和 MRI 檢查等。

表 5.8　針對腦動脈硬化的影像學檢查

檢查	目的
頸部彩色多普勒超聲波檢查	可顯示頸內動脈顱外段粥樣硬化斑塊及潰瘍、血栓、管腔狹窄或閉塞等，有助於排除椎動脈型頸椎病。
經顱彩色多普勒超聲波	可檢測腦動脈血流速度、搏動指數，評估腦動脈硬化程度，檢測腦動脈內微栓子等。
CT 和 MRI 檢查	可發現多發腔隙性梗死、皮質下動脈硬化性腦病等，排除其他腦器質性疾病。

治療

1. 西醫治療

患者有頭痛、頭暈、記憶力減退、注意力不集中等症狀，還有焦慮、抑鬱症狀，及睡眠障礙等，以上皆可對症治療。

腦動脈硬化的發生、發展是慢性過程，如果高血壓、高血糖、高血脂、吸煙等高危因素持續存在，會使動脈硬化斑塊不斷進展，因此腦動脈硬化的治療是綜合性的治療措施。除了強化控制血壓、血糖、血脂等疾病之外，也需要強調生活方式的改善。

藥物治療方面包括選用降脂藥，如辛伐他汀、阿伐他汀等；有明顯的頸動脈粥樣硬化病變，可選用阿士匹靈和氯吡格雷（Clopidogrel）等；改善腦循環藥，如倍他司汀（Betahistine Hydrochloride）等。

如出現動脈狹窄或閉塞可施行血管再通術或重建術，包括血管介入和椎動脈顱外段血管成型術。比如頸動脈腔狹窄嚴重，程度大於 50%，且有與狹窄相關的神經系統症狀患者；或頸動脈狹窄大於 70%，不論是否出現明顯的相關神經系統症狀者，也需考慮血管內介入治療等。

2. 中醫治療

腦動脈硬化多數屬中醫「眩暈」、「不寐」、「健忘」、「癡呆」等範疇。其病因病機主要有肝腎虧損、腦失所養，情志失調、陰陽失衡，飲食偏嗜、痰濁內生，陰虛陽亢、風火上擾等。臨床上除了辨證分型治療外，還常用一些經驗方治療，如益氣聰明湯、半夏白朮天麻湯等加減治療。

《內經》所指「諸風掉眩」，與腦動脈硬化症類似。《魏氏家藏方》記載：「人有患頭目眩，口眼動，非痰，乃風之漸也」。李東垣：「非外來之風，乃本氣自風」。因此本病屬於「風證」，並且屬「內風」範疇。中醫對風證的治療有「治風先治血，血行風自滅」之説。據此認識，中醫以養血熄風法為妥。參考《雜病源流犀通》趁痛散組方思路，結合臨床，擬定以羌活、當歸作為基礎方治療腦動脈硬化症，效果良好。[32]

臨床也有以補益肝腎、滋陰潛陽為大法，方用左歸丸加柏子仁、丹皮、葛根、白芍等，可取得良好效果。

有學者應用三七粉和水蛭粉以 3：1 分量配製膠囊，對腰椎管狹窄導致的間歇性跛行效果較佳，[33] 筆者參考此法，用該配方治療瘀血型的動脈硬化症，也取得良好效果。對於氣血虧虛、寒凝經脈者，應用黃芪加當歸四逆湯治療，也有較好作用，可作參考。

循證調護

養成良好的生活習慣，如合理飲食，避免進食煎炸食物及動物內臟，有充足睡眠，及時戒煙戒酒和合理運動，預防和及時控制感染。

飲食方面要特別注意控制進食動物脂肪，避免食用如豬油、肥牛、肥鵝等。提倡多吃海魚，以保護心血管系統，降低血脂。烹調時，應採用植物油，如豆油、粟米油等，採用蒸、煮法。堅持少鹽飲食，適當增加高纖維食物，適當多吃大蒜、茄子、香菇、木耳、洋蔥、海帶、大豆、茶葉、芹菜、冬瓜、粗燕麥、蘋果等，以上均有不同程度的降血脂作用。

病者要堅持進行適量的體力活動，根據個人身體情況而定，循序漸進，不宜勉強作劇烈運動。推薦保健體操、太極拳、步行、做家務等。此外，還要抒緩憂鬱或緊張的情緒，協調對社會的適應能力，保持穩定正常的血壓。

合併冠心病

概述

冠狀動脈粥樣硬化性心臟病，簡稱冠心病。冠心病是冠狀動脈血管發生動脈粥樣硬化病變，而引起血管腔狹窄或阻塞，造成心肌缺血、缺氧或壞死的心臟病。但冠心病的範圍可能更廣泛，還包括炎症、栓塞等導致管腔狹窄或閉塞。世界衛生組織將冠心病分為無症狀心肌缺血、心絞痛、心肌梗死、缺血性心力衰竭和猝死五種臨床類型。無症狀心肌缺血又稱隱匿性心絞痛，習慣上所指的冠心病主要包括隱匿性心絞痛和心絞痛。心肌梗塞、心衰和猝死常常另外分開討論。

冠心病好發於中老年男性，高血壓、血脂異常、超重或肥胖、糖尿病、不良生活方式、缺少體力活動、過量飲酒等都是冠心病發生的高危因素。冠心病的發作還與季節變化、情緒波動、過勞、飽食、大量吸煙和飲酒及某些感染有關，如巨細胞病毒、肺炎衣原體感染等。

冠心病及高血壓作為臨床常見的兩種心血管疾病，高血壓是冠心病最常見的合併症之一，也是冠心病發展的危險因素及冠心病患者死亡的重要因素之一。患冠心病合併高血壓的患者可能因為血壓上升而引起反射性心跳加速，促使其心肌耗氧量增加，使患者冠狀動脈粥樣硬化速度加快，繼而導致病情進一步惡化。[34]

表 5.9　常見的引起冠心病的因素

因素	特點
年齡增長	多數為 40 歲以上的人羣。
先天因素	男性及有心臟病家族史者患病風險高。
不良習慣	吸煙、飲酒、不健康的飲食及缺乏運動等。
疾病影響	有高血壓病史、高血脂病史及糖尿病病史及自身免疫性疾病、睡眠呼吸暫停等。
誘發因素	不恰當的運動、情緒激動、寒冷，某些感染，如肺炎等。

臨床症狀

冠心病早期可能沒有任何症狀，僅僅可能表現為運動平板心電圖出現異常。病情進一步發展，可能出現如下典型症狀：

1. **勞力性心絞痛**：因體力活動、情緒激動等誘發，突感心前區疼痛，多為發作性絞痛或壓榨痛，也可為憋悶感。經過休息或含服擴張冠脈的藥物，如硝酸甘油（Nitroglycerin）或可緩解。

2. 胸部壓迫：當冠狀動脈完全堵塞時，就會導致心肌梗塞。如果胸痛劇烈，持續時間超過半小時，硝酸甘油不能緩解，則可能屬於心肌梗塞。

3. 呼吸急促：此為心衰症狀，主要由於心臟泵血無力，所以稍用力則出現不夠氣，即呼吸急促，並感到十分疲乏無力。部分患者的症狀並不典型，僅僅表現為心前區不適、心悸或乏力，或以胃腸道症狀為主。某些患者可能沒有疼痛，如老年人和糖尿病患者；有的患者可能出現牙痛、冒冷汗、頭暈等。

4. 猝死：約有三分之一的患者首次發作表現為猝死。

診斷與鑒別

冠心病的診斷主要根據典型的心絞痛症狀，結合患者的年齡及冠心病的危險因素，再結合輔助檢查，發現心肌缺血或冠脈阻塞的證據，以及心肌損傷標誌物判定是否有心肌壞死。

常規心電圖和心電圖負荷試驗等可明確心肌缺血。有創性檢查有冠狀動脈造影和血管內超聲波等，是冠狀動脈狹窄的直接證據。但需注意即使冠狀動脈造影正常，也不能完全否定冠心病，臨床需要綜合判斷。

治療

1. 西醫治療

- 改變生活習慣，戒煙限酒，採低脂低鹽飲食，適當體育鍛煉，控制體重等。

- **藥物治療**

抗血小板藥物：主要用於抗血小板凝聚，防止血栓形成。常用藥物為阿士匹靈、氯吡格雷（Clopidogrel）等。

抗心肌缺血藥物：主要用於減輕心肌氧耗量，擴張冠狀動脈，增加冠脈血流，緩解心肌缺血，緩解心絞痛症狀。常用藥物為硝酸甘油，因通常為舌下含服，常被稱為「舌底丸」。此外還有 β- 受體阻滯劑，因可減慢心率，降低心肌耗氧量，減少心肌缺血反覆發作。另外，在使用足量硝酸甘油酯類藥物和 β- 受體阻滯劑之後仍不能控制症狀者，可配合鈣通道阻滯劑。

調脂穩定斑塊藥：主要為他汀類調脂藥，常用藥物有洛伐他汀（Lovastatin）、普伐他汀（Pravastatin）、辛伐他汀（Simvastatin）等。

- **血運重建治療**：包括經皮冠狀動脈介入治療，如血管內球囊擴張成形術、支架植入術及外科冠狀動脈旁路移植術等。介入和外科手術治療後也要堅持長期的標準藥物治療。

2. 中醫治療

中醫認為這是由於心血瘀阻、心脈不通所致。冠心病屬中醫「胸痹心痛」、「真心痛」等範疇。其病機為本虛標實之證。本虛為氣虛、陽虛者多；標實為血瘀、痰濁等。冠心病臨床通常可分為寒凝心脈、氣滯心胸、痰濁閉阻、心氣不足、心陰虧損、心陽不振等證型。

對於不穩定的心絞痛，中醫藥常用的治法有：一、益氣活血法，用於氣虛與年老體弱，臟腑機能減退及元氣自衰者。二、溫陽活血法，用於高血壓陽氣不足，血脈失其溫，運則凝滯，進而形成陽虛血瘀證者。三、益氣養陰法，用於高血壓、心臟病日久而傷及氣陰，氣陰兩虛。四、行氣活血法，其法用於氣滯血瘀者。五、散寒活血法，用於「寒氣入經而稽遲，泣而不行，客於脈外則血少，客於脈中則氣不通，故猝然而痛」提示了寒邪入中經脈，致血脈澀滯不行，是疼痛產生的重要機制。六、化痰祛瘀法，用於高血壓「心痹痛者，亦有頑痰死血。」[35]

國醫大師鄧鐵濤教授根據《金匱要略》論胸痹繼承《內經》「背為陽，陽中之陽，心也」這一論點，認為陽氣虛於上，痰濕等陰邪乘虛干擾為冠心病的重要成因，治療強調溫陽除痰濕以恢復胸中陽氣。若氣虛甚之高血壓宜重用黃芪 30 克；伴血脂高者，加草決明、山楂子、何首烏、布渣葉之屬；若舌苔厚濁者宜加用一些除痰濕之藥。急性心肌梗塞的病人，若有心源性休克，需加用吉林參或高麗參 10~18 克另燉服，並根據陰虛陽虛加減用藥；偏陰虛者，可用西洋參 10~18 克燉服。[36]

國醫大師朱良春教授經常把田七用於冠心病心絞痛，根據病人不同的體質，可用紅參、白參或西洋參，配伍三七等研末，每次三克，每日兩次。人參靜藥，三七動藥，益氣化瘀，養心通脈，長期服用能改善心肌缺血，減少心絞痛的發生。

現代藥理研究表明，抗心絞痛中藥有以下三方面作用：一、擴張冠狀動脈，增加冠脈流量；二、抗血小板，抗凝改善血液流變，改善微循環；三、減輕心臟負擔，降低心肌耗氧量。具有上述作用的藥物有黃芪、人參、女貞子、何首烏、當歸、川芎、赤芍、三七、丹參、銀杏葉、葛根、西洋參、紅景天等，臨床上可以根據具體證型加以選用。

另外，中醫辨證治療對心肌梗塞介入治療後，心肌再灌注和心功能改善及預防再梗塞等方面，都具有較佳作用。經皮冠狀動脈介入治療是西醫治療冠心病的重要方法之一，但常出現一些與介入手術相關的問題，如介入治療後血管再狹窄、支架內血栓等。臨床表現為再發心絞痛，胸悶、心悸、倦怠乏力、舌暗、脈澀等。主要病機為經絡受損，瘀血阻絡。對此，仍可按「胸痺」、「真心痛」等辨證治療。具體證型有氣虛血瘀、心脈瘀阻、痰濁心脈等，其中以氣虛血瘀最為常見。常用治法有益氣活血、化痰活血瘀通絡等。益氣活血法具有改善血管內皮等功能，預防急性心肌梗塞術後血流再灌注損傷等作用。

方劑生脈散、桃紅四物湯、血府逐瘀湯等是常用的方劑。常用藥物包括人參、三七、紅景天、黃芪、黨參、瓜蔞、半夏、葛根、赤芍、地龍、川芎、紅花、桃仁、益母草、牛膝、枳殼等。

循證調護

生活方式的改善有助於預防和延緩冠心病進展。心絞痛發作時，立即停止活動，就地休息。應遵醫囑舌下含服硝酸甘油類藥物，以緩解心絞痛。若疼痛頻繁，立即去醫院就診。

另外，要戒煙戒酒，合理飲食，特別注意不宜過飽；保持大便通暢，若出現便秘情況，勿用力排便，必要時可使用藥物等促進排便，以免在用力時誘發心肌梗塞等。

平常堅持適量活動，並以散步、太極拳等有氧運動為主。緊張、情緒波動都可導致心跳過快，增加心肌耗氧量，可誘發心絞痛和心肌梗塞。因此，需儘量放鬆精神，避免出現緊張、激動、生氣等過激情緒。

合併痛風

概述

痛風是嘌呤代謝紊亂或尿酸排泄障礙，所導致的一組異質性疾病，其臨床特點是高尿酸血症、痛風性急性關節炎反覆發作，痛風石沉積，特徵性慢性關節炎和關節畸形。常累及腎臟，引起間質性腎炎和腎尿酸性結石形成。

痛風可以分為原發性痛風和繼發性痛風。原發性痛風與先天性酶缺陷有關。繼發性痛風指由其他疾病或原因引起血尿酸升高以致痛風，常發生於其他疾病過程中，如腎臟病、血液病，或由於服用某些藥物、腫瘤放化療等多種原因引起。

在此基礎上，根據尿酸生成和代謝情況，又可進一步分為生成過多型和排泄減少型。尿酸生成過多型主要是因為核酸代謝增強所致，即各種原因引起嘌呤堿基合成過多或降解過快，嘌呤代謝產物過多，導致尿酸增多。排泄減少型主要是因為腎對尿酸的排泄減少所致。

痛風患者常伴高血壓，高尿酸血症是高血壓的一個危險因素，有高尿酸血症者易患高血壓，兩者互相影響。

尿酸鹽濃度與腎血流量及尿酸鹽清除成反比。因此，高血壓伴高血壓尿酸可能與高血壓患者腎血流量減少有關。高血壓患者如發生高尿酸血症，尿酸鈉結晶直接沉積於小動脈壁而損害動脈內膜，引起動脈硬化，加重高血壓。

高血壓本身會引起腎功能減退，進而影響腎排泄尿酸的功能。包括：

- 高血壓可引起腎小動脈硬化。
- 高血壓可引起大血管、微血管病變，令組織缺氧，血乳酸水平升高，影響血尿酸的排泄，導致血尿酸水平升高。後者對尿酸排泄有抑制作用，使尿酸分泌減少，影響腎排泄尿酸，造成尿酸升高。
- 高血壓患者長期使用某些利尿劑如噻嗪類、氨苯蝶啶（Triamterene）等，亦影響腎小管對尿酸的排泄，使尿酸排出減少。

臨床症狀

典型痛風：痛風一般分為無症狀性高尿酸血症、急性痛風發作期、間歇期及慢性期。

1. 無症狀性高尿酸血症

一般來說，高尿酸血症是痛風的前奏。這階段患者可能僅有尿酸持續或波動性增高，從尿酸增高到症狀出現時間可長達數年至數十年。除了檢查發現尿酸升高之外，並沒有其他特殊症狀；如果在此階段尿酸控制良好，以後可無痛風發作。

但要留意尿酸升高沒有引起關節痛，不等於高尿酸血症不需要治療，因為尿酸升高還會引起其他疾病。

2. 急性痛風發作期

痛風急性發作是痛風的典型特徵，本階段以關節疼痛為主要表現，發作時受累關節常表現為紅、腫、熱、痛。此外，急性痛風性關節炎通常還伴隨有全身表現，如發熱、寒顫、食慾不振、倦怠、中等度發熱及白血球升高，血沉增快等。急性發作常常發生於夜間，受寒、感染、勞累、飲酒、藥物或食物過敏、吃高蛋白及高嘌呤食物、創傷和手術等為常見誘因。

3. 痛風間歇期

痛風急性發作緩解後，一般無明顯後遺症狀，有時僅有發作部位皮膚色素加深，呈暗紅色或紫紅色、脫屑、發癢，關節無異常，稱為無症狀間歇期。

4. 痛風慢性期

慢性期痛風為病程遷延多年，持續高濃度的尿酸未獲滿意控制的後果，痛風石形成或關節症狀持續不能緩解，是此期的臨床特點。這個階段如果尿酸沒有獲得良好控制，則可能永久性損害受累的關節和腎臟等。如果適當治療，大多數痛風患者可避免發展到此階段。

診斷與鑒別

由於各種原因，包括遺傳因素，體內尿酸產生過多或者排泄不及，體內尿酸瀦留過多，就會引起尿酸水平升高。

根據《原發性痛風診治指南》及《無症狀高尿酸血症合併心血管病治療建議中國專家共識》，並參考歐洲共識，男性尿酸水平大於 416.5μmol/L，女性大於 357μmol/L 時可診斷為高尿酸血症。兒童的尿酸正常參考值較低，為 180-300μmol/L。[37]

由高尿酸血症所導致的關節疼痛可診斷為痛風，也可稱為高尿酸血症性關節炎。臨床上有些患者既有關節痛也有尿酸高，但不一定就是痛風；有時痛風或高尿酸血症本身可與其他骨關節病變合併存在，有的患者既有痛風也有膝關節退行性病變等。需要及時檢查明確診斷。

與痛風需要鑒別的臨床疾病包括：假性痛風、類風濕性關節炎、風濕性關節炎、骨退行性病變等。

治療

1. 西醫治療

對於痛風，正確治療觀念不只是在治療關節的痛，關節是否疼痛也不應該是判斷痛風療效的唯一指標。更重要的是要長期將體內尿酸值控制在理想範圍內，才不會令過多尿酸到處結晶、沉澱，造成不可恢復的傷害。痛風患者常常併發很多疾病，因此防治併發症也至關重要。

低嘌呤飲食是痛風的治療基礎，亦要控制飲食總量，適當控制蛋白、脂肪、糖的攝入量。平時多飲水，一般建議每日達 2,000-3,000 毫升。此外還要堿化尿液，將尿 pH 調節至 6.5-6.9 範圍，但要避免過分堿化引起鈣鹽在腎臟沉積。

如果經過飲食調控仍然不能控制痛風的話，則需要使用藥物治療。痛風藥物治療的關鍵主要有以下兩方面，一是及時控制痛風發作；二是降低尿酸水平，防止復發及避免尿酸進一步損害組織器官，造成尿酸性腎損害、痛風石等。

表 5.10　治療痛風的常見西藥[38]

常用藥物		英文名	不良反應
秋水仙堿		Colchicine	腹瀉，肝、腎損害，白血球下降，骨髓抑制，潰瘍者禁用。
止痛類	吲哚美辛	Indomethacin	腎損害，胃腸反應，潰瘍出血。
	萘普生	Naproxen	
	舒林酸	Sulindac	
糖皮質激素	強的松	Prednisone	胃潰瘍，骨質疏鬆，糖尿病，免疫功能下降。
	強的松龍	Prednisolone	
抑制尿酸	別嘌醇	Allopurinol	肝、腎損害，過敏，骨髓抑制。
	非布索坦	Febuxostat	
促尿酸排泄藥	丙磺舒	Probenecid	胃腸反應，過敏，骨髓抑制，溶血。G-6-PD 缺乏及磺胺過敏者禁用。
	苯磺唑酮	Sulfinpyrazone	
	苯溴馬隆	Benzbromarone	

2. 中醫治療

痛風的病機主要是邪氣痹阻經絡，氣血運行不暢所致，對於以關節疼痛為主的痛風，可按痹證分為行痹、痛痹、著痹和熱痹治療。

國醫大師朱良春教授認為痛風以濕毒為主因，往往兼夾風痰、瘀血為患。治療常用土茯苓為主藥，在用量上突破常規，每日用 60-120 克。參用蟲蟻搜剔、化痰消瘀之品，常用處方：土茯苓 60 克、全當歸、萆薢、漢防己、桃仁、炙僵蠶各 10 克、粟米鬚 20 克、甘草 5 克。他認為：「土茯苓、萆薢、威靈仙三味為主藥，三藥合用，有非常顯著的排尿酸作用。」且用量宜大、少則乏效。[39]

血中尿酸增高是引起痛風及其併發症的根本原因，因此降低尿酸十分重要。尿酸三分之一由胃腸道排出，三分之二從腎排出。因此，可適當加用大黃等通便藥促進尿酸從大便排出。

痛風性關節炎通常採用非甾體類消炎藥治療，驅風濕中藥大多屬於這一類。痛風性關節炎急性發作大多表現為「熱痹」，因此，原則上應該選用有清熱作用的消炎中藥，如：黃柏、防己、忍冬藤等。但如果在寒冷地區或因受寒而發作者常表現為外寒內熱，此時應用散寒通痹的中藥，如：羌活、獨活、秦艽、香附之類。百合、山慈菇等有秋水仙堿樣作用，能抑制白血球趨化，從而減輕痛風性關節炎。[40]

針灸治療

取穴：主要是受累關節局部取穴。患處於蹠趾關節者，取阿是穴、八風、內庭、太衝。患處於踝關節者，取阿是穴、崑崙、丘墟、解溪、太溪。患處於掌指、指關節者，取指間關節、阿是穴、四縫、八邪、三間。患處於腕關節者，取阿是穴、陽池、陽溪、合谷。膝關節：內外、膝眼、陽陵泉、梁丘、委中、膝陽關、足三里。

配穴：風熱濕盛者，加大椎、身柱、曲池；痰瘀痹阻，加膈俞、血海、脾俞、內關、膀胱俞。

操作：大椎、身柱、曲池及諸背俞穴行中強刺激，通常不留針。再針病變關節處之俞穴，可行齊刺、揚刺、關刺、輸刺等方法，以疏通關節的氣血瘀滯，針後也可搖大針孔，或用粗針針之，使局部出血。以上治療每日 1 次，15 次為 1 療程。關節腫痛嚴重者，或梭狀者，可在局部用三棱針電刺放血，配以拔罐，拔出瘀血，每隔 2-3 天覆行 1 次，5 次為 1 療程。[41]

循證調護

健康的生活方式對痛風及高尿酸血症患者的防治具有較大的意義。

在飲食方面要注意節制飲食和低嘌呤飲食，多吃蔬菜，適量水果，避免以肉類食物為主的習慣。低嘌呤飲食是指進食含嘌呤食物的總量要低，如果進食的食物均為中嘌呤食物，但進食的量多了，也屬於高嘌呤飲食。因此，控制高嘌呤飲食更重要的是進行總量控制，而不必過度介意每一種食物的嘌呤含量。此外，要多飲水，多排尿，促進尿酸從尿液排出。

痛風患者應該及時戒煙戒酒，減輕精神壓力，保持心理平衡。堅持合理運動，控制體重，但如果尿酸未獲得良好控制，不宜過度運動，以免誘發痛風。

合併白內障

概述

白內障是晶狀體渾濁而導致視力下降甚至失明的視覺障礙性疾病。患者會出現視物模糊、怕光、複視等症狀，部分嚴重者甚至會失明，對日常生活帶來極大不便。白內障好發於 50 歲以上，糖尿病、吸煙、酗酒、肥胖或營養不良等，都與白內障密切相關。其他各種因素如遺傳、老化、免疫與代謝異常、局部營養障礙、免疫與代謝異常、外傷、輻射等，都能引起晶狀體代謝紊亂，而導致晶狀體蛋白質變性而發生白內障。

年齡增加、高度近視、強光刺激、過度日光照射、吸煙、酗酒、肥胖、營養不良、糖尿病病史、眼部外傷及炎症和長期使用激素等因素，都增加了白內障的患病風險。

近年研究表明高血壓很可能是白內障發病的獨立因素。持續的血壓升高導致視網膜血管痙攣，狹窄甚至血管閉塞，影響了眼內血液循環，或是高血壓易形成動脈硬化，在動脈硬化的基礎上引起血液、房水屏障功能失調，這些病理變化均導致晶狀體營養障礙，促使白內障的發生。但也有研究認為白內障的致病因素不是血壓，而是降壓藥物如噻嗪類和速尿類利尿藥。[42]

臨床症狀

單或雙側性，兩眼發病可有先後，視力進行性減退，出現視物渾濁、模糊，有霧濛濛的感覺。還可出現近視、散光、複視、眩光等，當晶狀體嚴重渾濁時，視力可降至僅有光感甚至完全失明。

診斷與鑒別

晶狀體發生變性和混濁，變為不透明，以致影響視力。經過眼科檢查，如常規視力和眼壓檢查，裂隙燈檢查眼前節判斷晶狀體渾濁的程度，則可作出白內障的診斷。眼底鏡檢查或眼底照相檢查等以排除眼底病變，並鑒別其他眼病。

治療

1. 西醫治療

手術治療是白內障的主要治療方式，其技術成熟，多數患者術後視力改善良好。常用的手術方式有：白內障囊外摘除術、超聲霧化白內障吸除術及植入人工晶體術，其中最常用的是人工晶體植入術，手術方式成熟、併發症少、療效好，成為白內障患者首選的手術方式。

如果症狀輕微，不符合手術指徵者或因病情嚴重不適合手術治療者，則以藥物治療為主。常用藥物包括：一、輔助營養類藥物，如維他命 C、維他命 E 等，用於改善晶狀體的營養障礙。二、抗氧化損傷藥物，如穀胱甘肽滴眼液（Tathion Eye Drops）可用於初期的老年性白內障及吡諾克辛滴眼液（Pirenoxine Sodium Eye Drops）、苄達賴氨酸滴眼液（Bendazac Lysine Eye Drops）等。

2. 中醫治療

中醫眼科歷史悠久，早在殷墟甲骨文當中，就有「疾目」的記載。隋唐時期，中醫眼科有了長足的進步，對夜盲症與白內障都有了詳細描述，且熏洗、滴眼、鉤割等多種外治法與外科手術都有很多運用。白內障最早出處見於唐代王燾的《外台秘要》：白內障眼病初起時，患者「忽覺眼前時見飛蠅黑子，逐眼上下來去」，最初的手術治療「金針撥障術」也源於此書。

中醫認為，「肝開竅於目」、「肝氣通於目，肝和則目能辨五色」，目得血而能視，眼病的發生與肝臟密切相關；晶珠屬腎，腎藏精，而肝藏血，肝血需依賴腎精的滋養才能正常疏泄，腎精亦賴肝血才能化生。若肝腎不足，臟腑精血不能上榮於目，導致晶珠失養，則易生白內障。

白內障由年老體弱，精血虧虛以及肝腎功能不足等原因導致。發生多由肝風、肝熱、肝氣上擾於目，目中活絡閉塞，致使晶珠營養代謝障礙而混濁。辨證用藥多集中於補益肝腎、健脾益氣、活血養血、滋補肝腎和明目袪障。

消障退翳湯及補清顆粒對白內障有一定療效，可供參考。消障退翳湯由桑椹子、女貞子、熟地黃、淮山、丹皮、枸杞子、茯苓、決明子、棗皮、澤瀉、五味子、菟絲子、蔓荊子、黃精、蟬蛻、三七粉、菊花組成，具有滋補肝腎、退翳明目功效。補清顆粒由補清丸加減而成，補清丸出自《楊氏家藏方》。主要功效為養肝益精、滋榮目力。原方主要組成為：菟絲子、熟地黃、車前子、枸杞子。補清顆粒有菟絲子、熟地黃、枸杞子、車前子、地骨皮、茯苓、菊花。用補清顆粒治療未成熟期老年性白內障，結果表明，補清湯對提高未成熟期年齡相關性白內障患者視力，延緩白內障的發展療效較好。[43]

循證調護

1. 保護眼睛。平時在戶外活動時戴太陽鏡，減少紫外線直接照射眼睛；注意用眼衛生，並定期進行眼部檢查。

2. 人工晶狀體植入術已作為白內障摘除首選方法。病人常因恐懼疾病預後、手術疼痛等原因而產生焦慮、抑鬱等不良情緒，引起血壓升高，對於原有高血壓者，此時血壓水平更高，而高血壓在眼科手術中會引起術中出血、眼壓增高等一系列的手術意外，影響手術成功率。因此，除採取藥物控制血壓外，保持良好而穩定的情緒，有利於穩定血壓，成為手術成功的重要因素。

3. 白內障手術前後的注意事項：

很多患有高血壓的老年人都出現白內障，需要通過手術來進行治療。高血壓患者是可以做白內障手術的，但必須注意以下幾個方面：

- 在白內障手術前，控制血壓在正常範圍內，且無明顯的出血傾向，如有合併糖尿病者，血糖也應該控制在正常範圍內。
- 情志在老年高血壓合併白內障患者預後中，具有十分重要的作用，白內障手術通常選用冷超聲乳化手術，屬於微創手術，對身體的傷害較小。另外，手術前會對眼睛進行表面麻醉，在手術過程中，儘量避免緊張，以免血壓波動影響手術進行。
- 術後睡眠時平臥或向非手術眼側臥，指導老年高血壓合併白內障患者術後正常滴眼藥水，儘量避免用力咳嗽或減少低頭等動作。飲食方面適當增加蔬菜、水果、纖維等的攝入，保持大便通暢。戒煙酒，避免擦眼，減少術後感染、出血。

合併睡眠窒息症

概述

阻塞性睡眠窒息症是臨床常見的一種睡眠呼吸障礙性疾病，是指在睡眠期間由於上氣道塌陷或阻塞而引起的呼吸暫停和通氣不足，臨床上以反覆發作的夜間鼻鼾、呼吸淺慢、間歇性呼吸暫停、低氧血症和白天過度嗜睡為基本特徵。

肥胖是睡眠窒息症的危險因素。清醒時患者能夠增加上呼吸道肌肉的活動來維持呼吸道通暢，相反，當肌肉放鬆導致上呼吸道阻塞時，這種保護作用在睡眠中就消失了。肥胖令氣道內部和周圍軟組織結構的擴大，從而顯著導致咽部氣道狹窄，而且在下頜骨、舌頭、軟齶和吊鐘垂下，除了對上呼吸道的直接影響外，肥胖還間接導致睡眠時上呼吸道變窄，腹部脂肪組織增加會使臥位時肺活量顯著減少，肺容積減少可能會降低縱向氣管牽引力和咽壁張力，導致氣道變窄。

睡眠窒息症是導致難治性高血壓的一個重要原因。長期反覆發作可導致心腦血管疾病，引起全身多功能的損害，嚴重影響生活品質和壽命。

臨床症狀

- **打鼾**：睡眠時鼻鼾較大。睡眠中打鼾是阻塞性睡眠窒息症的特徵性表現。打鼾聲音量大，十分響亮，不規則，時而間斷。
- **睡眠中出現呼吸暫停**：較重的患者常常夜間出現憋氣，甚至突然坐起。
- **白天嗜睡**：阻塞性睡眠窒息症患者晨起特別倦怠，有時越睡越累。白天嗜睡，睏倦。夜間由於呼吸暫停導致夜尿增多，個別患者出現遺尿。
- **頭痛**：由於缺氧，患者出現晨起頭痛，甚至整天昏昏沉沉、暈暈乎乎。
- **其他系統併發症**：此外，各個系統還有很多伴隨症狀。包括注意力不集中，記憶力下降，焦慮，脾氣暴躁，智力和記憶力減退以及性功能障礙等，另可出現反酸、肝功能受損等；

嚴重者可引起高血壓、冠心病、糖尿病和腦血管疾病，性慾下降，勃起功能障礙等。

診斷與鑒別

睡眠窒息症的診斷要點是：每夜七小時睡眠過程中，呼吸暫停及低通氣反覆發作 30 次以上；呼吸暫停低通氣指數 ≥5 次 / 小時。根據患者的病史、症狀、體徵、影像學檢查結果等綜合評判後，臨床通常可作出診斷。

睡眠呼吸監測是診斷的主要依據。包括可攜式診斷儀檢查、實驗室標準多導睡眠監測等，其目的為評價夜間睡眠呼吸暫停和低氧血症的程度，為阻塞性睡眠呼吸暫停低通氣綜合症的診斷提供重要依據。

臨床上通常需要與中樞性呼吸暫停和肥胖低通氣綜合症相鑒別。中樞性睡眠呼吸暫停，在睡眠中反覆發生呼吸暫停，發生呼吸暫停時無呼吸運動。肥胖低通氣綜合症有明顯的肥胖，但該病常合併阻塞性睡眠呼吸暫停低通氣綜合症。

治療

1. 西醫治療

由於睡眠窒息症多見於肥胖者，因此減肥是治療的基礎。如有呼吸道炎症者則給予抗炎治療。

非手術治療包括使用口腔矯治器，如睡眠時佩戴口腔矯治器可以抬高軟齶，牽引舌主動或被動向前，以及下頜前移，擴大口咽部。這是治療單純鼾症的主要手段，對輕度阻塞性睡眠窒息症有一定幫助，但對中、重度者無效。對於中、重度阻塞性睡眠窒息症可使用經鼻持續氣道正壓呼吸治療。部分嚴重患者可考慮手術治療，目的在於減輕和消除氣道阻塞，防止氣道軟組織塌陷。選擇何種手術方法要根據氣道阻塞部位、嚴重程度、是否有病態肥胖及全身情況來決定。常用的手術方法有扁桃體切除術、鼻中隔或鼻腔手術、齶咽或咽腔手術等。

2. 中醫治療[44]

睡眠窒息症屬於中醫「鼾眠」、「痰證」等病症範疇，多屬於「痰濕體質」者。病機多為脾虛濕困、痰瘀阻竅。臨床常見證型有痰瘀、痰濕內阻、陽虛濕阻等證型。

對於痰瘀內阻者，應化痰、活血化瘀。痰濕內阻所致，治宜運脾化濕，利氣祛痰，以六君子湯合三子養親湯加減；中氣不足、肺脾腎虛、運化不良所致，治法以益氣健脾、清火散寒、開喉利咽，取六君子湯合金匱腎氣丸加減，可加麥芽、山楂、神麴消痰導滯。對於陽虛患者，溫陽益氣，可給予附子理中湯加減等。

循證調護

阻塞性睡眠窒息症是心腦血管疾病、糖尿病等多種全身性疾病的危險因素，也是難治性高血壓的重要因素。因此，一旦出現阻塞性睡眠窒息症症狀，應及時規範診療，方可有效控制病情，減少併發症和繼發疾病。

阻塞性睡眠窒息症患者白天經常出現嚴重嗜睡，如進行高空、駕車等行業，會有安全風險，必須嚴格重視。病人要有適度運動鍛煉並配合合理膳食以避免肥胖。肥胖者應及早減重。對於部分患者與體位有關，建議側臥以減少氣道堵塞。另外，平時須積極控制上氣道炎症性疾病，經常清潔口腔，有時可給予清熱解毒中藥口服。

針對「痰濕體質」，平時可配合服用健脾化濕飲當茶飲。成分包括茯苓、炒薏苡仁、荷葉、陳皮、山楂、肉桂。煎水當茶飲。也可按揉足三里、豐隆等穴。

合併骨質疏鬆

概述

骨質疏鬆症是以骨量減少、骨組織微結構損壞為特徵，以致骨的脆性增高及骨折危險性增加的一種全身性骨病。

骨質疏鬆症可能出現於任何年齡的患者，多發於老年女性患者，主要臨床特徵包括骨骼疼痛、容易骨折、身高縮短、駝背以及呼吸功能下降等。因骨質疏鬆引起的疼痛、無力、跌倒、骨折和失能，嚴重降低了中老年人的生活質量，增加了感染、呼吸及心腦血管疾病的風險。

骨質疏鬆主要引發因素包括基因、種族、年齡、性別、女性絕經、體重指數、生活方式及一些疾病，特別是高血壓、肥胖、糖尿病、甲狀腺功能亢進以及消化系統疾病等。女性卵巢功能逐漸衰退，雌激素水平下降，引起骨代謝異常，進而容易導致骨質疏鬆。骨密度同時受吸煙和飲酒等其他因素影響。

高血壓、冠狀動脈粥樣硬化性心臟病與動脈粥樣硬化等疾病，和骨質疏鬆症發生的病理生理機制也有一定相關，[45] 一些降壓藥，如利尿藥可導致骨質疏鬆。高血壓則是骨質疏鬆的獨立危險因素之一。[46]

臨床症狀

骨質疏鬆症是一全身性疾病，輕者無明顯症狀。隨着病情進展，患者感覺乏力，腰背容易疼痛，甚至全身骨痛。如不慎跌倒容易發生骨折。嚴重骨質疏鬆可導致身體出現駝背的情況。以下是三大類的臨床症狀：

- **疼痛**：患者可有腰背酸痛或周身酸痛，負荷增加時疼痛加重或活動受限，嚴重時翻身、起坐及行走都有困難。

- **脊柱變形**：骨質疏鬆嚴重者有身高縮短和駝背的可能。椎體壓縮性骨折會導致胸廓畸形，腹部受壓，影響心肺功能等。

- **骨折**：非外傷或輕微外傷發生的骨折為脆性骨折，是低能量或非暴力骨折，如跌倒或其他日常活動而發生的骨折。脆性骨折的常見部位為胸、腰椎、髖部、橈骨、尺骨遠端和肱骨近端。

診斷與鑒別

骨質疏鬆症的診斷一般以骨量減少、骨密度下降以及發生脆性骨折等為依據，發生脆性骨折即可診斷為骨質疏鬆。骨密度檢查結果對於早期診斷比較重要。

臨床須要鑒別原發性和繼發性骨質疏鬆症。繼發性骨質疏鬆的原因很多，其中以糖皮質激素引起的骨質疏鬆、慢性腎臟疾病、甲狀旁腺功能亢進症等骨代謝疾病居多。

治療

1. 西醫治療

骨質疏鬆症患者可通過合理膳食、適當鍛煉、健康的生活方式及有針對性的藥物治療，可以達到緩解骨痛、增加骨量、降低骨折發生率的目的。適當補充鈣的攝入有助於減緩骨質丟失，維持骨骼健康，如適當提高食物鈣含量及適當補充鈣劑，但留意過量補鈣可增加腎結石等機會。另外，維他命 D 可增加腸的鈣吸收，可適當補充。

合理的藥物治療能夠對骨質疏鬆症起到一定的阻止與治療作用。對於明顯骨質疏鬆的患者，或已發生過椎體或髖部等部位脆性骨折者，應該給予藥物治療。主要使用抑制破骨細胞的藥物，如雙磷酸鹽類；抑制骨吸收的藥物，如依降鈣素；性激素補充劑及選擇性雌激素受體調節劑等。

另外，還要根據不同類型的骨質疏鬆採用針對性的治療方法。如女性絕經後骨質疏鬆症的主要原因是雌激素不足，首選方法為雌激素補充治療，男性骨質疏鬆症藥物治療首選雙膦酸鹽，雙膦酸鹽類藥物也是老年性骨質疏鬆症的一線藥物。[47]

2. 中醫治療

高血壓和骨質疏鬆症有共同的中醫病理基礎。其中腎虛是最常見的共同基礎。「腎為先天之本，主骨生髓」，腎氣的強弱主導了骨骼的強健。《素問・陰陽應象大論》記載：「腎生骨髓」，髓藏於骨腔以充養骨骼，所謂「腎充則髓實」，腎氣充盛，則骨骼堅實、活動有力。《素問・痿論》提到「腎氣熱則腰脊不舉，骨枯而髓減，發為骨痿」。《靈樞・經脈篇》：「足少陰氣絕，則骨枯……骨不濡，則肉不能着也，骨肉不相親，則肉軟卻……髮無澤者骨先死」，此指腎氣虛損導致骨枯。

骨痿不僅和腎密切相關，與脾關係也非常密切。《素問・痿論》：「陽明者，五臟六腑之海，主潤宗筋，宗筋主束骨而利機關也」。脾虛失運，氣血生化乏源，筋骨肌肉皆無以生，以致骨骼失養，也致骨痿。故《難經・論經脈十四難》云：「五損損於骨，骨痿不能起於牀」。

針對骨質疏鬆，中醫常用的治法有如下幾種：

補腎益精：《內經》記載「骨痿者補腎以治之」意思是「骨痿」可用補腎來治療。補腎針對的是腎虛病機，腎虛分為腎陰虛、腎陽虛、腎氣虛、腎精虛，其中補腎益精為主要治法。補腎益精多以左歸丸、右歸丸為主方，配合阿膠、龜甲膠、鱉甲膠等，根據陰陽偏盛偏衰調整方藥。常用藥物有黃芪、黨參、骨碎補、淫羊藿、巴戟天、杜仲等。

益氣健脾：對於脾胃虛弱，宜健脾益氣、培補後天，常以補中益氣湯、參苓白朮散為基礎方。

補腎活血：骨質疏鬆症的主要臨床表現為骨痛，疼痛可貫穿於骨質疏鬆症的整個病程，後期則出現骨折、龜背畸形等。中醫認為「不通則痛」，疼痛的發生多因氣血鬱滯、筋脈痹阻、經氣不利所致。因此，在補腎的基礎上配以活血化瘀之品，如當歸、丹參、乳香、沒藥、紅景天、三七、丹參、牛膝等。

循證調護

1. 心理調護

很多患者心理承受能力較差，因此容易出現恐懼、抑鬱等不良心理。因此要根據患者的實際情況採用因人而異的健康宣教方式，患者可以從病理學以及生理學的角度對自身疾病有深入的認識和了解，樹立戰勝疾病的信心，緩解其不良情緒，提高護理依從性。

2. 飲食調護

《素問・生氣通天論篇》中說到：「是故謹和五味，骨正筋柔，氣血以流……如是則骨氣以精。」由此可見，調和五味，脾氣充盛，筋骨才能柔和靈便，肌肉才能豐滿，骨骼才能強健。如腎陰虛型和脾氣虛型，分別選用滋補腎陰、益肝健脾、溫補腎陽的藥食，如黃豆豬骨有滋陰補血、益腎強筋的效果，另可多食用合桃、花生、松子仁等堅果類食物。

高血壓患者常常被告誡要節制飲食，但注意合理均衡的原則。適當補充機體所需的營養，對於骨質疏鬆的預防也有一定的積極意義，這些營養包括鈣、各種維他命、蛋白質等物質。

禁煙酒，減少攝鹽量，避免飲用過量的咖啡茶等刺激性飲料，以免過多的鈣質流失。

3. 生活調護

指導患者在生病期間需要臥硬板牀休息，採用仰臥姿勢時需要輕微彎曲雙膝，並在膝關節下墊一個軟枕。做好祛濕、保暖、防寒等防護措施，堅持進行局部熱敷治療，每天晚上使用熱水泡腳。

4. 運動調護

中醫認為不通則痛、氣滯不行、血經不通，是導致慢性病發作的主要過程，因此要指導患者加強鍛煉，促進活血行氣，避免關節肌肉萎縮。

5. 預防跌倒

長者，尤其是 80 歲以上人士，約有半數左右每年至少會跌倒一次，跌倒的情況包括室內滑倒、鍛煉跌倒、爬高摔倒等。如患有骨質疏鬆，骨折的後果可能十分嚴重，如臥牀不起，甚至會危及生命。

合併焦慮與抑鬱

概述

焦慮是指在缺乏相應客觀刺激的情況下出現的內心不安狀態，表現為顧慮重重、緊張恐懼、失眠、頭痛和出汗等累及多系統的自主神經功能失調。抑鬱以心境低落、思維遲緩及意志活動減退為主的精神狀態，患者常伴有食慾下降、身體不適等各種軀體症狀和生理功能障礙。嚴重的抑鬱患者常會自我責備，並產生自傷或自殺的想法。

焦慮、抑鬱會使交感神經的興奮性增加，促進兒茶酚胺類激素的釋放，引起小動脈痙攣收縮、心率增快和血壓升高。同時血壓升高可作為代償機制，通過刺激壓力感受器使焦慮抑鬱情緒得到緩解。焦慮能啟動交感神經系統，使血管收縮，心輸出量增大，血壓升高。每次血壓下降與波動，都會影響患者的心理，軀體不適同時加重了心理負擔，加重焦慮情緒。

流行病學調查顯示，焦慮症患者高血壓的患病率明顯升高。高血壓患者的焦慮風險高於無高血壓的患者。[48] 嚴重的焦慮抑鬱狀態也是難治性高血壓的一個重要原因。高血壓合併焦慮抑鬱患者具有治療依從性差、生活品質下降和經濟負擔增大等特點，二者互為因果，並以惡性循環的方式影響預後，造成身體和心理的嚴重後果。同時進一步增加了心血管疾病患者的死亡風險。

現今研究已經明確表示，持續、過強的應激會產生一系列生理、神經內分泌、免疫功能及心理行為等方面的變化，繼而誘發許多慢性疾病。長期的應激是高血壓發病的重要原因之一。現在也有將由於各種應激因素所引起的高血壓稱為應激性高血壓。

臨床症狀

1. 焦慮

過度擔心的心理體驗和感受是焦慮障礙患者的核心症狀，典型症狀包括：

- **心理症狀羣**：患者持續性或發作性出現莫名其妙的焦慮、恐懼、緊張和不安，整天心煩意亂，時時感到即將來臨的危險、恐慌或厄運感，內心常處於高度警覺的狀態。不同疾病類型的症狀有所不同，例如：廣泛性焦慮障礙主要表現為對可能發生的、難以預料的某種危險或不幸事件的持續、過度擔心；社交焦慮障礙主要表現為處於被關注並可能被評論的情境下，產生的不恰當焦慮；驚恐障礙主要表現為日常活動時突然發作的、不可抗拒的害怕、恐懼、憂慮，和一種厄運將至、瀕臨死亡的感覺。
- **軀體症狀羣**：反應性的交感神經興奮引起的軀體症狀，涉及呼吸系統、神經系統、泌尿生殖系統、心血管系統等。
- **行為症狀羣**：如坐立不安、面部表情不自然、四肢震顫，肌肉緊張抽動、運動僵硬、氣促、窒息感、哽噎感、心悸、胸悶不適或疼痛、出汗、胃部不適疼痛等。

2. 抑鬱

抑鬱的表現可分為核心症狀羣、心理症狀羣和軀體症狀羣三方面：

- **核心症狀羣**：主要包括顯著而持久的情緒低落，悲觀負面。病情輕者會感到悶悶不樂、無愉快感、興趣減退；病情重者會感到痛不欲生、悲觀絕望、度日如年、生不如死。此外，還包括興趣減退或對以前的愛好失去熱情，不能從日常生活中獲得樂趣。

- **心理症狀羣**：包括焦慮、思維遲緩、反應遲鈍、思路閉塞、主動言語減少、語速明顯減慢、聲音低沉、對答困難；認知症狀表現為對新近發生的事情的記憶力下降，嚴重者還會產生「三無症狀」，即感到無用、無助、無望。自責自罪，如對自己一些輕微的過失產生深深的內疚或罪惡感等；意志活動減退，表現行為緩慢，生活被動和疏懶，不想做事，不願和周圍人接觸交往，常獨坐一旁或整日臥牀，閉門獨居，疏遠親友，迴避社交；認知功能損害，主要表現為近事記憶力下降、注意力障礙、反應時間延長、警覺性增高、抽象思維能力差、學習困難、說話不流暢等。

- **軀體症狀羣**：主要有睡眠障礙、乏力、食慾減退、體重下降、便秘、身體任何部位的疼痛、性慾減退、陽痿、閉經等。軀體不適可涉及各臟器，出現如噁心、嘔吐、心慌、胸悶、出汗等症狀。自主神經功能失調的症狀也較常見。病前軀體疾病的主訴通常加重。睡眠障礙主要表現為早醒，一般比平時早醒二至三小時，醒後不能再入睡，這對抑鬱發作具有特徵性意義，是典型的憂鬱症表現。

診斷與鑒別

1. 焦慮症的診斷主要依據心理測查確定，一般通過心理量表，如漢密頓焦慮量表（HAMA）、狀態焦慮與特質焦慮問卷（STAI）或生活事件表（LES）等分析結果進行判斷。需要注意的是，焦慮症的心理症狀一般持續出現不少於六個月，同時要排除軀體疾病和其他精神疾病的繼發性焦慮。

2. 抑鬱症的診斷主要依靠對患者的全面評估，再根據其臨床表現、病程及症狀的嚴重程度進行診斷。常用的抑鬱症評估量表有患者自行使用的快速抑鬱症症狀自評問卷（QIDS-SR），醫生使用的漢密爾頓抑鬱量表（HAMD）和蒙哥馬利抑鬱量表（MADRS）等。根據這些量表可對患者作出初步診斷。另外，需與繼發性心境障礙、精神分裂等疾病進行鑒別。

治療

1. 西醫治療

焦慮症和抑鬱症的治療往往採取綜合方法，藥物治療可以儘早控制症狀，緩解病情，心理治療提供心理支援和認知行為訓練方式，對於改善患者預後和防止病情惡化具有重要意義。

焦慮症常用的藥物有丁螺環酮（Buspirone）等；抑鬱症目前臨床上推薦的抗抑鬱藥物有氟西汀（Fluoxetine）、拉法辛

（Venlafaxine）、米氮平（Mirtazapine）、安非他酮（Bupropion）等。

精神科藥物的副作用明顯，需在專業指導下，嚴格遵照醫囑服用。雖然精神科藥物種類繁多，使用方便，但由於有多種副作用、引起性功能障礙、過量毒性大、有依賴性、呼吸抑制等不良反應，患者常難以堅持服用。[49]

2. 中醫治療

焦慮和抑鬱在中醫都屬於「鬱證」的範疇，其病機多與肝、脾、腎等臟器相關，由於肝鬱化火，而肝腎虧虛，辨證論治主要是進行陰陽調理。

肝氣鬱結證：躁動不安，脘腹脹滿不舒，咽中異物感，納差，舌淡紅，苔薄白，脈弦細。治宜疏肝解鬱，理氣暢中，方用柴胡疏肝散加減。

心膽氣虛證：神情疲倦，惡聞響聲，自汗乏力，納呆。治宜益氣鎮驚，寧心安神，方用安神定志丸加減。

痰熱內擾證：性情焦躁，口苦痰多，少寐多夢，胸脅痞悶不舒，大便乾，小便赤，舌質紅，苔黃膩，脈弦滑數。治宜清熱利痰，方用黃連溫膽湯加減。

心脾兩虛證：頭暈，健忘，四肢無力，臉色蒼白，舌淡，脈沉細弱。治宜補益心脾，益氣生血，方用歸脾湯加減。

心腎不交證：心煩易怒，少寐多夢，夢遺，腰酸無力，潮熱盜汗，耳鳴健忘，或心悸，或咽乾，或夜間尿多，舌質紅，苔少或無苔，脈細數。治宜交通心腎，方用交泰丸加減。

中國《高血壓伴發焦慮專家共識》則分為肝火亢盛、陰虛陽亢、痰濕壅盛、肝鬱脾虛四種證型。

高血壓與焦慮共病患者臨床上應降壓與抗焦慮並重治療。由於焦慮是誘發高血壓的獨立高危因素，因此，臨床對此類患者的中藥組方，選擇治療高血壓藥物同時，還要配合抗焦慮藥物，自擬柴胡疏肝解鬱湯治療，藥物取柴胡、白芍、當歸、牡丹皮、鉤藤，並隨症加減。

- **針灸治療**

針刺關元穴，能對焦慮障礙起到有效的調節作用。與腦有關的督脈的穴位、頭部的穴位等，如百會、四神聰、印堂、內關、合谷、三陰交、太衝等均是針灸治療焦慮的主要穴位。另外，也有以心俞穴、厥陰俞、百會、神庭、神門為主穴，隨症進行配穴。[50]

循證調護

重視危險因素，如有心理障礙，不要諱疾忌醫，宜坦誠與主診醫師交流以及早預防焦慮發生或加重。

1. 深度呼吸

生活中感覺到壓力時可通過深呼吸的方法來緩解。研究發現在深呼吸過程中，胸腔會極大限度地打開，這個時候所吸入的氧氣是平時的好多倍，如果再配合伸懶腰的動作，全身的骨骼肌肉組織得到放鬆，精神也會隨之放鬆。

2. 適當運動

根據體能狀態，適當增強鍛煉運動，如：八段錦、太極拳，或散步、慢跑等。適當運動有助增強心臟功能，同時還是宣洩壓力的好方法。

3. 良好睡眠

長期睡眠不好常會導致情緒不佳；失眠或睡眠不足會對心腦血管造成很多影響，其中首先影響到血壓升高。很多長期高血壓患者出現血壓波動、難以控制等情況，其中原因是睡眠不理想。因此，預防精神壓力型高血壓，要有良好的睡眠。

附錄：圍城高血壓

第二次世界大戰期間，德軍包圍了蘇聯的史達林格勒，城內許多人面對兵臨城下的德國人，一夜之間患了高血壓。這就是歷史上有名的「圍城高血壓」。

圍城高血壓並不是嚴格定義上的學術名詞，只是強調了壓力增大會導致血壓升高，這種類型的高血壓也被稱為精神壓力性高血壓。現代的生活節奏越來越快，要做的事越來越多，每天沒完沒了的各種資訊無孔不入，譬如在新冠肺炎病毒疫情之下，許多人焦慮疫情嚴重，而這種焦慮感會造成交感神經興奮，導致血管收縮，心跳加快，血壓升高。忽然而來的過大壓力會令血壓在短時間內嚴重升高，甚至誘發中風等併發症。

合併失眠

概述

失眠是指入睡困難，睡而易醒，醒後難以再睡，導致記憶力、注意力下降等。高血壓合併睡眠障礙在臨床上頗為常見，不僅嚴重影響病人的生活品質，而且睡眠障礙本身也可以引起或加重血壓升高。失眠按病因可劃分為原發性和繼發性兩類。原發性失眠通常缺少明確病因，或在排除可能引起失眠的病因後仍遺留失眠症狀。繼發性失眠包括由於軀體疾病、精神障礙、藥物濫用等引起的失眠，以及與睡眠呼吸紊亂、睡眠運動障礙等相關的失眠。

睡眠不足會啟動腎素血管緊張素系統，令血壓升高。失眠可導致交感神經活躍、升壓激素水平升高、血管內皮損傷、胰島素抵抗，從而誘發或加重高血壓、冠心病，最終使心血管疾病的患病率和死亡風險升高。

睡眠太少可導致高血壓，患有失眠的高血壓患者相較於非失眠患者在夜間的收縮壓以及舒張壓都要高，失眠高血壓患者的血壓節律也會發生非常明顯的改變。患有糖尿病肥胖症等病況的患者，出現睡眠過少的問題，發生高血壓的情況為明顯，各種危險因素也會不斷增加。

臨床症狀

失眠的臨床表現主要是睡眠過程的障礙，如入睡困難、睡眠品質下降和睡眠時間減少。此外，還會出現其他各系統伴隨的症狀，如記憶功能下降、注意力下降、困倦、工作能力下降及在停止工作時容易出現日間嗜睡現象。心血管系統表現為胸悶、心悸、血壓不穩定、周圍血管收縮擴展障礙；情緒控制能力減低，容易生氣或者不開心；有的則容易出現短期內體重減低、免疫功能減低和內分泌功能紊亂等。

診斷與鑒別

《中國成人失眠診斷與治療指南》制定了中國成年人失眠的診斷標準：

- 失眠表現入睡困難，入睡時間超過 30 分鐘。
- 睡眠品質下降，睡眠維持障礙，整夜覺醒次數 ≥2 次，早醒。
- 總睡眠時間減少，通常少於 6 小時。

表 5.11　睡眠障礙常見的類型

類型	特點
失眠	難入眠，易醒，醒後難再眠，或睡眠質量差
嗜睡	睡得太多，仍感覺睡眠不足，精力不夠，醒時困倦。
睡眠週期失調	常見於長途旅行，顛倒時差或夜班職業者。
睡眠過程異常	睡眠中出現異常行為，如夢魘、夢遊、磨牙、遺尿及睡眠相關性陰莖勃起障礙。

治療

1. 西醫治療

失眠治療的總體目標是改善睡眠質量和增加有效的睡眠時間，在此基礎上減少或消除與失眠相關的軀體疾病，或與軀體疾病共病的風險。

失眠的治療通常是綜合的治療措施，除了藥物治療外，還重視心理行為治療等。治療失眠的常用藥物包括苯二氮卓類受體激動劑（Benzodiazepines）、褪黑素受體激動劑（Melatonin receptor agonist）和具有催眠效果的抗抑鬱藥物等。由於有些藥物有依賴的可能性，一般不主張長期服用。

2. 中醫治療

睡眠障礙屬於中醫學「不寐」範疇。《景岳全書》曰：「不寐者，總屬真陰精血不足，陰陽不交，而神有不安其室耳。」病機屬於陽盛陰衰，陰陽失交。治以補虛瀉實，調整臟腑陰陽為原則。實證瀉其有餘，如疏肝瀉火，清化痰熱，消導和中；虛證補其不足，如益氣養血，健脾補肝益腎。在瀉實補虛的基礎上安神定志，如養血安神，鎮驚安神，清心安神。

臨床上通常在治療高血壓的處方中，適當加入酸棗仁、首烏藤、合歡皮、五味子等養心安神，或龍骨、牡蠣等重鎮安神藥物。筆者常用自擬龍骨安神湯加減治療屬陰血不足、心火偏亢型的高血壓與失眠共患疾病，獲較好療效。龍骨安神湯的成分有生龍骨、黃連、生地、當歸、炙甘草。

循證調護

1. 改善睡眠衛生習慣

睡前兩小時避免飲用興奮性飲料，如咖啡、茶、酒類等。平時應有規律的運動，但睡前應避免運動，尤其是較為劇烈的運動。晚餐避免過飽，也避免進食過少，以免臨睡時因飢餓而難以入眠。

2. 睡前足浴

睡前可行中藥足浴，具體方法為：

艾葉 15 克、川芎 15 克、當歸 20 克、煎煮取汁約 200 毫升，兑入 2,500 毫升左右的熱水，水量以浸過足踝關節為準，水溫維持在 38-40°C ，足浴 15-20 分鐘，同時用手揉搓按摩腳趾、腳心等 2-3 分鐘。沐足應該在睡前 1 小時完成。

3. 循證睡眠調理

循證睡眠調理是一組旨在改善睡眠環境與睡意的行為措施，使患者易於入睡，重建睡眠覺醒生物節律。經過臨床實踐觀察，效果不錯，可供參考：

- **起牀要按時**：必須設定早上起牀時間的響鬧設備，如手機設定鬧鐘。鬧鐘響則起牀，不管前晚睡眠時間有多長，都得起牀，鬧鐘不響不起牀。臥室內不擺放鐘錶設備，以免晚上未能入睡時頻頻看鐘錶，增加不眠的焦慮。

- **適時睡覺**：在自行規定的時間或在有睡意的時候上牀準備睡覺。
- **牀上看書**：可看一本內容不太刺激的書，直到睡意朦朧，順手熄燈，進入夢鄉。牀上看書對眼睛不利，不建議長期看書，有時可以聽音樂代替。
- **床頭檯燈**：床頭應有一座檯燈，以便有睡意時可隨手熄燈，避免起牀熄燈，此舉可能又導致睡意全消。
- **白天勿睡**：很多失眠者都會選擇白天小休補充精神，但這樣更使當日晚上睡不了。因此一般建議，如要打破這種惡性循環，應儘量避免白天小休。

合併頸椎病

概述

頸椎病是一種以椎間盤退行性病理改變為基礎的臨床綜合症。病因是由於頸椎長期勞損、骨質增生或椎間盤突出、椎動脈受壓、交感神經受到刺激，於是出現一系列的功能障礙。

頸椎病的常見病因有頸椎的退行性變、發育性頸椎椎管狹窄及頸椎慢性勞損等。

表 5.12　導致頸椎慢性勞損的常見原因與特點

原因	特點
不良的睡眠姿勢	不良的睡眠姿勢因持續時間長，而且大腦正處於休息狀態，不能及時調整，必然造成椎旁肌肉、韌帶及關節的平衡失調。
不當的工作姿勢	某些工作量雖不大，強度不高，但常處於靜坐狀態，尤其是長時間低頭工作者的頸椎病發病率特高。
不適當的體育鍛煉	超過頸部耐量的活動或運動，如以頭頸部為負重支撐點的人體倒立或翻筋斗等，均會加重頸椎的負荷。
意外損傷	突然撞擊，如乘車時未繫好安全帶，急剎車便容易拉傷頸部肌肉；頸部長期受寒等。

頸椎病和高血壓具有一定的關聯。頸椎病性高血壓是指由頸部肌肉羣、頸椎生理曲度變化、頸椎骨關節發生病理性變化、頸椎勞損、退行性變或外傷等刺激或壓迫頸部血管和神經，導致血壓升高。[51]

頸椎病性高血壓又稱「頸型高血壓」、「頸性高血壓」、「頸源性高血壓」等。由於頸椎病和高血壓皆為中老年人的常見病，故兩者常常並存。頸源性高血壓是繼發性高血壓的一種，是以頸椎病導致的高血壓，臨床治療服降壓藥物效果不佳，常以推拿手法治療，效果顯著。

頸部肌羣勞損導致頸椎生理曲度改變，致使頸上節的節後纖維中的頸內動脈交感神經興奮，使血管口徑相對變小，血壓增高。血壓高可引起全身細小動脈硬化，高血壓通常伴有血黏度增加及周圍血管痙攣，使頸椎及周圍結構血供受到影響，促使或加重頸椎退行性變。

高血壓和頸椎病之間可互相影響，頸椎病可以引起或加重高血壓，高血壓亦可加重頸椎病。

表 5.13　易患頸椎病的人羣

易患頸椎病者	特點
久坐的工作者	辦公室白領、電腦從業人員、會計、教師等長期伏案工作者，以及長時間上網、長時間低頭玩手機者，易引致骨質增生。
長者	40-50 歲的中老年人，積勞成疾，加上平時運動少，造骨質自然生理老化，肌肉勞損。

臨床症狀

根據受累的組織器官不同，頸椎病常分為以下幾種類型，不同類型頸椎病的症狀不同：

- **頸型**：頸部酸痛、頸肩部疼痛等。
- **神經根型**：除頸項部疼痛外，可見上肢麻痹，疼痛等現象。
- **脊髓型**：四肢欠靈活、行走不穩或胸腹部有束帶感，易摔倒，嚴重者可造成癱瘓。
- **椎動脈型**：可見頭暈腦脹、眩暈、耳鳴等。
- **交感型**：可出現心腦血管現象如心慌、胸悶等症狀。

頸源性高血壓具有頸椎病的症狀特點，也有高血壓的症狀特點。如頸椎病常見的臨床表現有頸心綜合症、胸部疼痛等。

表 5.14　頸源性高血壓的症狀特點

頸源性高血壓常見症狀	特點
頸心綜合症	表現為心前區疼痛、胸悶心悸，易被誤診為冠心病。
胸部疼痛	檢查時有胸大肌壓痛。
下肢感覺異常	早期表現為下肢麻木、疼痛、跛行，有的患者走路時有如同踏棉花的感覺。
猝倒	常在站立或走路時因突然扭頭，出現身體失去支持力而猝倒，倒地後能很快清醒，不伴有意識障礙，亦無後遺症。
血壓	血壓不穩定，舒張壓偏高，血壓變化與頸椎病症發作同步。如病人出現頸肩背困重疼痛，及頭痛頭暈等症狀嚴重時，血壓會升高；症狀緩解後，則血壓下降。
有明顯的頸椎病症狀	頸肩背部疼、上肢麻木、頭暈頭痛、噁心嘔吐等。有後頸部酸脹隱痛、頭部沉重感、肥胖及高血壓較難控制者，均應考慮有頸椎病的可能。
對治療的反應	常規降壓藥物治療效果不佳，頸椎牽引等治療療效較佳。

診斷與鑒別

根據頸椎病的臨床特點一般可作診斷，必要時進行頸椎 X 光檢查或 CT 、 MRI 檢查。臨床需要鑒別的是高血壓合併頸椎病，還是頸椎病導致了高血壓。

治療

1. 西醫治療

對於頸椎病，平時應注意鍛煉肩頸肌肉。游泳是鍛煉頸肩腰背部肌肉較佳的運動方式。患者平常可適當做些頭頸部及上肢的前屈、後伸和旋轉活動，尤其是在較長時間低頭或伏案工作後。活動關節既可緩解疲勞，又能鍛煉肌肉力量，有利於維持頸椎的穩定性，保護頸椎間盤和小關節。

急性發作時，對於肩頸臂疼痛者，主要是針對神經根受到刺激引起的損傷性炎症，可選用非甾體類抗藥等緩解症狀。常用藥物有布洛芬（Ibuprofen）以及高選擇性 COX_2 抑制劑類藥物，如塞來昔布（Celecoxib）、依託考昔（Etocoxib）等，常伴有噁心、嘔吐、飽脹、胃疼等不良反應。

當患者出現以下症狀時，可採取手術治療：

- 保守治療三個月無效或者儘管有效，但是停止治療後症狀反覆發作，影響正常生活和工作。
- 神經根性疼痛劇烈，保守治療無效。
- 上肢某些肌肉出現肌無力，甚至肌萎縮，經保守治療二至四週後仍有發展趨勢。此外，由於脊髓型頸椎病隨着疾病發展，症狀將逐漸加重，甚至可以致殘，故確診後應及時手術治療。脊髓損傷較重且病程時間長者，手術療效差。

2. 中醫治療

頸椎病是臨床上常見的一種頸部疾病，牽涉中醫內科、骨科、針灸、理療等學科。因此治療頸椎病，尤其是高血壓患者合併的頸椎病，需要採取綜合措施治療。

● 藥物治療

頸椎病按其症狀屬於中醫「痹證」、「項強」、「項痹」、「項痛」、「眩暈」等範疇。頸椎病的發病與肝腎不足、感受風寒濕邪等有關，屬本虛標實之證，以陽氣虧虛為本，外感風寒濕邪為標。

治療應遵循治病求本，標本同治等治則；補氣益血、舒筋通絡、通絡化瘀、溫陽散寒等治法。頸椎病臨床上可分為氣滯血瘀型，方用桃紅四物湯加減；氣血虧虛型，用歸脾湯加減；寒濕阻絡型，用羌活勝濕湯加減；風寒阻絡型，用桂枝加葛根湯加減。

筆者治椎動脈型頸椎病，多採用溫陽益氣通絡法，方用附子理中湯合葛根湯加減。常用藥有炮附子或製附子、乾薑、肉桂、炒白朮、茯苓、麻黃、桂枝、白芍、甘草、大棗、葛根等，可供參考。在口服藥物的同時，可採取藥物貼敷療法。常用貼敷方：肉桂、製附子、乾薑、白芥子、粉葛、羌活、吳茱萸等，用生薑汁與黃酒調敷製成藥膏，貼於大椎、肩井、頸夾脊穴處，可有效減輕頸部疼痛，恢復頸關節功能。一般每日一次，每次一至四小時，一至兩週為一療程。

● 正骨療法

調整頸椎骨關節手法為主，不同的頸椎位置變化、不同的小關節紊亂，採用不同的整復手法。可就診骨科處理。

- **針灸療法**

針刺療法或針刺加灸可緩解血管痙攣，改善血液循環，改善腦組織的缺血缺氧狀態。

對於頸源性高血壓患者行針刺結合艾灸，針刺取穴頸椎夾脊、風池、百會、大椎。在留針期間，取艾條點燃一端，在風池穴位及百會穴處行溫和灸。艾灸具有溫經散寒、行氣通絡、扶陽等作用。通過灸火的熱力作用於督脈及頸部周圍可達到溫督扶陽的效果。艾灸百會穴提升陽氣，可提高治療效果。

- **物理療法**

在頸椎病的治療中，物理療法可起到多種作用。一般認為，急性期可行離子透入、超聲波、紫外線或間動電流等；疼痛減輕後用超聲波、碘離子透入、感應電或其他熱療。

- **按摩推拿**

按摩推拿是頸椎病較為有效的治療措施。它的治療作用是緩解頸肩肌羣的緊張及痙攣，恢復頸椎活動，鬆解神經根及軟組織黏連來緩解症狀。脊髓型頸椎病一般禁止重力按摩和復位，否則極易加重症狀，甚至可導致截癱，即使早期症狀不明顯，一般也推薦手術治療。

循證調護

對於血壓升高，同時有頸椎不適，經常頭暈，尤其是轉頭後頭暈更為明顯者，要留意頸椎病影響血壓的可能，必須進行進一步檢查分析。

頸椎病急性期患者頸部疼痛、上肢疼痛和麻木症狀較為嚴重時，應注意休息，避免增加刺激頸部的運動。避免長時間低頭、長時間使用手機、電腦。伏案工作時應該注意保持脊柱正直，注意適時休息，避免頸椎長時間維持在曲頸姿勢，尤其要避免在屈頸狀態下直接吹風或吹冷氣。積極糾正生活中的不良姿勢，比如在看電視、打牌、下棋等活動時注意坐姿，不要久坐，最好中間多活動幾次，以免加重頸椎病。不要長期躺在牀上看書或躺着看電視，以免頸椎長期處於扭曲狀態，而改變頸椎生理曲度。平時要注意頸部保暖，冬天外出時應戴上圍巾，防止頸部受寒，夏天不要在電風扇或冷氣機下直吹。此外，枕頭高度要適宜，睡臥姿勢要正確，睡姿忌俯臥位。要保持仰臥，把枕頭放在頸項部位，避免半躺半靠在床頭。另外，在做頸部運動時，需要專業醫生指導，避免誤傷。

醫案

頸椎病致高血壓

患者女性，48 歲。頭暈、頭痛及頸部僵硬 3 年，血壓升高就診西醫，診斷為高血壓。雖長期服用降壓藥物，但降壓效果不佳。即使血壓降到正常水平，仍有明顯的頭暈頭痛等症狀。平時多在辦公室用電腦工作。近因睡覺受涼後頸部僵硬加重，血壓居高難降來診。血壓：162/96mmHg，心率：82 次 / 分鐘。頸背部酸痛。納可，大便偏爛。舌淡暗，苔薄黃，脈沉細。

【診斷】眩暈

【辨證】中陽不足，風寒阻絡

【治法】補益中陽，疏風散寒，活血通絡

【方藥】附子理中湯合葛根湯加減。附子、乾薑、肉桂、白朮、茯苓、麻黃、桂枝、白芍、甘草、大棗、葛根、續斷

【囑咐】熱敷頸部及頸椎運動，鍛煉肩頸肌肉。方法如挺胸，雙手五指交叉，向後反轉，手背抵住枕後部。雙手儘量拉直，與後頸對抗，頭部左右及上下低幅度運動，並始終保持雙手拉直、挺胸狀態。該運動可以明顯增強頸後部肌肉力量，糾正頸椎不穩定，安全有效，次數不限。此外，建議頸椎檢查和骨科頸椎牽引等物理治療。

【覆診】一週後患者覆診，感覺頭暈症狀明顯減輕。頸椎 CT 檢查顯示，C3-4 及 C4-5 椎間盤突出。因服藥後症狀減輕，血壓下降，且無頭痛，因此未就診骨科。

治療後頸肩部疼痛減輕，血壓逐漸下降並穩定，頭暈頭痛症狀改善，隨後降壓藥逐漸減量，而血壓逐漸恢復正常，最後停用降壓藥，繼續中醫治療，每週服藥二至三劑，血壓正常且穩定。

【評述】由於頸椎病臨床表現複雜多樣，很多其他疾病如頑固性頭痛、頭暈、倦怠、手麻等不具特異性，如不作深入細緻檢查分析，極易遺漏。如對此特點了解不夠，不詳問病史及全面查體，便難以作出正確的診斷。因此，臨床應重視頸椎病的診治，尤其是中老年高血壓患者、血壓控制不佳者應及時進行頸椎 X 光片檢查，以防誤診、漏診。

合併體位性低血壓

概述

體位性低血壓是指由於身體位置的改變，如從平臥位突然轉為直立，或因長時間站立腦供血不足引起的低血壓。臨床現象有體位性低血壓是指由臥位變為直立體位的三分鐘內，收縮壓下降 ≥20mmHg 或舒張壓下降 ≥10mmHg，伴有頭暈、噁心、暈厥等心腦缺血症狀。一些老年人直立時間超過三分鐘也會出現明顯的血壓下降。

體位性低血壓的主要發病機制是壓力反射感應下降、血流動力學異常、自主神經功能下降等。[52]

表 5.15　體位性低血壓的發病機制

機制	特點
壓力反射感應下降	長者如血管硬化、頸動脈竇及主動脈弓的壓力感受器的敏感度降低，身體由臥位轉為直立位時，升壓反射不能有效發揮作用，使回心血量減少，心排血量降低，致血壓下降。
血流動力學異常	所有導致有效循環血容量減少的情況和體循環阻力降低者，由臥位變為直立位時，身體不能及時有效調節血壓，導致體位性低血壓。
自主神經功能下降	自主神經代償機制受損時，交感神經調節皮膚、肌肉、內臟器官血管，尤其是站立時調節滯留在下肢和下腹靜脈血液的能力下降，體位改變時血壓得不到及時有效的調節以致低血壓。

體位性低血壓病因通常是多元的，常包括：衰老、血容量不足、低血糖疾病導致的壓力感受器敏感性減退、自主神經功能障礙以及藥物因素等。

老年或體質虛弱的高血壓患者容易發生體位性低血壓情況，隨着年齡增加、代謝紊亂、神經功能障礙的加劇，進一步增加體位性低血壓的病況。

表 5.16　常見直立性低血壓的原因

病因		舉例
非神經源性	血容量不足	如腹瀉、大汗導致脫水、出血。
	藥物引起不良反應	降壓藥、利尿藥、血管擴張藥及抗抑鬱藥等。
	內穩態調節功能減弱	長期臥牀、發熱、長時間蹲位及心功能不全等。
神經源性	原發性神經源性直立性低血壓	如柏金遜病等。
	繼發性神經源性直立性低血壓	如腦血管意外、糖尿病、心率失常、澱粉樣變等。

臨床症狀

典型症狀有站立性頭暈、眼睛黑矇甚至暈厥、視野狹窄及肩頸部背側鈍痛等。患者也有疲勞、噁心、發抖等非特異性症狀。體位性低血壓發病症狀隱匿，缺乏特異性臨床表現，臨床工作中很容易被忽視而引致危險。體位性低血壓是心肌梗塞、心力衰竭、腦中風等發病和死亡的獨立危險因素，臨床需加以重視。

明顯的體位性低血壓常常導致病人頭暈，甚至暈厥跌倒產生意外，需要密切注意。

診斷與鑒別

患者臨床上有站立時跌倒、頭暈、眼睛黑矇等症狀，立位時血壓降低。進行直立試驗陽性，則一般可作診斷。

直立試驗：患者安靜平臥 10 分鐘，測量其基礎心率、血壓，做常規心電圖。迅速站立，試驗過程中如果患者在直立三分鐘內收縮壓下降 ≥20mmHg，舒張壓下降 ≥10mmHg，為直立試驗陽性。直立試驗需要多次測定。

直立性低血壓的特點是直立、忽然站立或直立試驗過程中血壓持續顯著下降，如果不符合此條件的低血壓或相關低血壓症狀，則可能為其他類型的低血壓，需要與直立性低血壓相鑒別。

治療

1. 西醫治療

直立性低血壓治療的目的除了避免低血壓的發生，還着力於減少跌倒和暈厥引致事故。

- **緊急治療**：如發生暈厥則迅速平躺，呼叫患者確定其神志清晰，讓他飲用淡鹽水，如患者的情況持續不能緩解，或反覆多次發生暈厥，建議入院檢查。

- **病因治療**：分析原因，作針對性治療。如與貧血有關者，應及時改善貧血狀況；如與服用降壓藥有關者，應及時調整降壓藥的用量或給藥時間，利尿劑和擴張血管的藥物儘量少用，鎮靜藥最好不用。

- **一般治療**：少吃多餐，避免飲食過飽、避免涉入過多碳水化合物，避免飢餓和飲酒。如無高血壓及水腫，可適當調高食物的含鹽量，同時適當增加飲水量，使血容量略有升高。但高鹽分易導致心血管併發症甚至死亡，所以要嚴格監控。由於體位性低血壓好發於高血壓患者，而高鹽分又是高血壓的大忌，因此對於高血壓患者出現的體位性低血壓處理，應儘量避免補充高濃度的鹽水。
- **藥物治療**：腎上腺素α受體激動劑米多君（Midodrine）為許可的治療體位性低血壓的藥物，但並不常用。

2. 中醫治療

- **辨證治療**

體位性低血壓與普通低血壓病在中醫學可參考「眩暈」、「虛勞」等病處理。臨床證型涉及氣血陰陽不足，但最主要的病機是氣血不足，血不能上榮於腦，故出現頭暈、健忘，甚至暈厥；心主血脈，血脈充盈不足，心失所養，故心中悸動不適。因此，主要治法是補益肝腎心脾，調和氣血陰陽。常用處方有八珍湯、參附湯、歸脾湯、益氣聰明湯等加減。

氣血虧虛氣陰不足者，症見頭暈目眩，精神萎靡，口乾咽燥，面色萎黃，心悸失眠，食慾不振，舌紅少苔，脈細弱。治宜益氣養陰，滋陰養血。常用歸芪生脈飲加味，處方當歸、黃芪、柴胡、黨參、五味子、麥冬、大棗。如果氣虛明顯，有時可用人參代替黨參；血虛明顯者，可加阿膠；陰虛便乾明顯，可加熟地、玄參；肢冷畏寒者，加附子、肉桂、桂枝等。氣血虧虛者，還可以用黨參、黃耆各 30 克，當歸、棗仁各 15 克，羊肉半斤煲湯。每週兩次左右，或按醫囑進行。

- **針刺治療**

針刺百會、內關、合谷、關元、中渚、足三里等穴，採用補法，留針 30 分鐘，可明顯改善低血壓，減少低血壓的發生率。足三里為胃經合穴，脾胃為氣機升降的樞紐，針刺足三里可培補後天之本。針刺足三陰經原穴，即太衝、太白、太溪，以上三穴均具有雙向調節血壓的作用，太衝穴效果最為明顯。原穴為臟腑原氣經過和留止的部位，是人體氣血津液必經之路，可調節臟腑經絡功能和氣血運行，維持血壓的穩定，因此對血壓具有調節作用。

- **溫灸療法**

灸百會、關元、足三里及三陰交升陽通脈、溫中補虛，可提高機體的循環系統功能和造血功能，減少症狀性低血壓。[53]

循證調護

1. 姿勢適當

平臥位休息時可適當抬高頭部及四肢。避免勞累和長時間站立，站立時可做交叉雙腿的動作，有助於促進靜脈血向心臟回流，但要注意避免跌倒。症狀明顯者可穿彈力長襪以促進靜脈血回流。

2. 預防意外

體位性低血壓的危害還在於其他病症，如起牀時出現低血壓暈倒，而暈倒時又容易導致嚴重外傷，甚至腦外傷等意外。因此，要養成良好的起牀習慣，在起立或起牀時動作應緩慢，一定不要過急。起牀之前做好四肢活動，保障血液循環。體位變換的速度一定要慢，先從臥位轉變成坐位，坐穩後，將雙腳自然下垂，同時活動雙腳，然後短時間站立，接着再行走或進行活動。洗澡時備好小板凳，坐着洗澡，洗完後適應一下再站起來，以免發生體位性低血壓。

3. 適當加壓

靜脈回流差的患者可運用加壓腹帶或穿醫用彈力襪，以增加靜脈回流血量。

4. 避免缺水

在炎熱環境下避免進行一些活動導致血管擴張明顯，如出汗過多、飲酒、在烈日下長時間運動、長時間淋浴或桑拿等。平時適當多飲水，尤其是在餐前。

5. 合理飲食

飲食注意攝入粗纖維食材以防止便秘。由於葡萄糖對餐後低血壓具有較強的誘發性，因此應少食含高碳水化合物的食物。每次用餐不要過量，餐後不宜進行劇烈運動。降壓藥，尤其是擴張血管的降壓藥不宜餐前服用，應在餐後服用。

合併餐後低血壓

概述

低血壓是臨床較為常見的症狀，凡是使心輸出量減少，外周血管阻力降低和有效循環血量減少的生理性或病理性因素，都可導致血壓降低。

餐後低血壓指餐後血壓明顯降低或因餐後血壓下降，出現餐後明顯頭暈等心腦缺血症狀的低血壓狀態。餐後低血壓讓老年患者的日常生活帶來了極大危險，如可能導致暈厥、跌傷、誘發心絞痛、認知功能障礙、腦中風等，嚴重影響生活品質。

餐後低血壓隨年齡而上升，高血壓患者更為多見。此外，餐後低血壓也見於動脈硬化症、糖尿病、柏金遜病、心血管病、自主神經功能損害、癱瘓和血液透析的老年患者。

餐後低血壓的發病機制主要是餐後內臟血流量增加，體內血壓重新分佈，主要集中於消化系統，而壓力感受器敏感性降低和交感神經功能代償不全所致的壓力反射遲鈍。進食高碳水化合物後血壓明顯降低。碳水化合物胃排空快，消化吸收快，內臟血流量增加，引致餐後血壓下降明顯。

表 5.17　餐後低血壓的危險因素

危險因素	特點
較高的收縮壓水平	較高的收縮壓是發生餐後低血壓的危險因素。餐後低血壓會增加住院患者發生心腦血管不良事故的風險。
高血壓	高血壓是老年人餐後低血壓的重要原因。
高齡	隨着年齡增加，心臟功能減退，血管順應性降低，壓力感受器功能下降，對血壓的調節能力減弱。
合併多種疾病	合併冠心病、腦血管病、糖尿病等疾病，均會使餐後低血壓的發病率增高。
消瘦	增加體重可減少餐後低血壓的發生。

臨床症狀

在臨床表現方面，可見進餐後血壓下降，輕症無明顯症狀，嚴重者可出現重要臟器供血不足的表現，如頭暈眼花、暈厥、乏力、嗜睡、跌倒、心絞痛、噁心欲嘔、皮膚冷濕、注意力渙散、思維遲鈍、抑鬱、視力模糊或一過性腦缺血等心腦缺血症狀。嚴重的餐後低血壓可誘發腦梗塞和心肌梗塞。

表 5.18　容易出現餐後低血壓的飲食情況

飲食情況	特點
飲食時間	餐後低血壓可發生於不同時段的餐後，但早餐較午餐、晚餐更易發生餐後低血壓。
飲食品質	高碳水化合物、高脂肪、低蛋白飲食容易導致餐後低血壓，高血糖尤甚。
食物溫度	熱食較冷食更易引起餐後低血壓。
食物分量	大餐比小餐引致的血壓下降幅度大。

診斷與鑒別

餐後低血壓定義為餐後兩小時內，收縮壓比餐前下降 ≥20mmHg 或餐前收縮壓 ≥100mmHg，餐後收縮壓 <90mmHg 或餐後血壓下降水平，超過大腦血管自身調節閾值而引起相應的症狀。[54] 餐後低血壓需要與其他原因所導致的低血壓相鑒別，比如體質虛弱、出血等。

治療

1. 西醫治療

餐後低血壓的基礎治療包括飲食療法。合理飲水、戒酒、血液透析過程避免進食、避免過熱飲食、適當平臥、餐後運動、治療基礎疾病及調整降壓藥等。[55]

表 5.19　餐後低血壓的基礎治療

基礎治療	具體措施
飲食療法	進食低升糖指數的食物，降低餐後血糖。 少食多餐可以減少血液向內臟轉移的量和持續時間。 減少碳水化合物攝入。與蛋白質和脂肪相比，碳水化合物在胃中的排空最快，更容易導致餐後血壓迅速下降。
合理飲水	餐前適當增加鈉鹽和水分的攝入，以保證充足的血容量，但心衰水腫者不宜多飲水。
戒酒	有飲酒者，尤其是高血壓者，建議及時戒酒。
透析過程避免進食	血液透析患者，避免血液透析時進食。
避免進食過熱的食物	避免飲食溫度過高。
平臥	平臥 15 分鐘左右，以保證大腦和心臟等重要臟器的血液供應。待症狀消失或者血壓恢復常態以後慢慢坐起。
餐後運動	餐後適當散步可通過增加心率和心輸出量來維持正常血壓，但運動過量可能適得其反。
治療基礎疾病	如高血壓、糖尿病、動脈硬化症等。
調整降壓藥	避免在餐前服用降壓藥，宜在兩餐之間服用。

常用藥物有咖啡因（caffeine）、奧曲肽（Octreotide）、α- 葡萄糖苷酶抑制劑（glucosidase inhibitor，如拜糖平 Glucobay）等。咖啡因是中樞腺苷受體拮抗劑，可以抑制腺苷的擴血管作用，阻止內臟血管擴張，從而減少內臟血流量。為有症狀餐後低血壓患

者的一線用藥。奧曲肽是一種生長激素釋放抑制激素類似物，成功用於治療餐後低血壓患者。其作用機制是通過抑制胃腸道內血管活性物質、減少內臟血流量、增加外周血管阻力來治療餐後低血壓。α- 葡萄糖苷酶抑制劑能延緩腸道對葡萄糖的吸收，降低餐後高血糖，減少餐後血壓下降幅度。

2. 中醫治療

餐後低血壓在老年人中較易發生，嚴重影響病人的生活質量，並具有不同程度的潛在危險。

中醫古籍《雜病源流犀燭・不寐多寐源流》有「飯醉」記載，《東醫寶鑒・雜病篇》亦有「食後昏困」一説，均指食後困倦，昏冒欲睡的一種病證，此與餐後低血壓的症狀基本一致。從中醫角度看，此多由脾氣虛弱，不勝食氣所致，治以益氣健脾為主，方可用補中益氣湯加減，亦可參考體位性低血壓進行辨證用藥。

循證調護

餐後低血壓為老年人常見疾病，飯後血壓驟然降低會誘發肌肉無力、暈厥、跌倒、頭暈等症狀，甚至可能會誘發腦中風或心絞痛等嚴重後果。因此要重視臨床防範：

- 要正確使用藥物，若高齡患者正在服用降壓藥物應充分了解藥物作用的高峰時段，避免餐後服用。
- 嚴格控制進餐條件，如餐前先飲湯，控制進餐量，縮短進餐時間，餐後平臥或靜坐休息等，避免誘發餐後低血壓。

- 要留意食物的升糖指數，適當增加進食降低食物升糖指數的食物，以減少碳水化合物的吸收，減慢胃排空速度和減慢小腸碳水化合物吸收速度，有助於預防餐後低血壓。

六、特殊類型的高血壓

無論是兒童、青少年、老年人、妊娠期婦女、更年期女性、中老年人、瘦人、胖人等不同的人羣都有可能患高血壓。不同狀態下，時間不同如清晨或夜間，或體位不同等都可能出現血壓變異；甚至有的患者血壓不易控制而成難治性高血壓。不同的人羣在不同狀態下的高血壓，有着不同的降壓方法，其調護手段也各有不同的特點，臨床需加以重視。

兒童及青少年時期高血壓

概述

隨着生活方式的改變，肥胖在兒童青少年中越來越普遍，兒童高血壓患病率也逐漸升高。青少年高血壓的發病機制較複雜，與多種因素有關，如鈉鹽攝入水平、肥胖、運動量不足、精神緊張、遺傳因素、睡眠質量、社會及家庭經濟狀況等。兒童青少年高血壓的危險因素，一般分為可改變和不可改變兩種。其中可改變的危險因素包括超重、飲食習慣、鹽攝入量、久坐的生活方式、睡眠不足和吸煙等。不可改變的危險因素包括遺傳背景、種族、性別、低出生體重、早產等。

表 6.1　兒童高血壓的危險因素

危險因素	特點
遺傳因子	有家族史的兒童收縮壓和舒張壓明顯增高，高血壓檢出率也明顯增高。有早發高血壓家族史者的收縮壓和舒張壓更高，其高血壓的檢出率也更高。
飲食習慣	不當飲食習慣。應減少鹽的攝取、避免甜食和過量飲食、避免高脂油炸食物及應多進食蔬菜水果。
睡眠不足	睡眠時間 ≤8 小時的兒童，肥胖發病率顯著高於睡眠時間為 8-10 小時或 ≥10 小時的兒童。兒童睡眠時間不足會導致兒童肥胖率升高，而兒童肥胖與高血壓密切相關。
性格及心理因素	高血壓為心身疾病，生活環境、性格、心理狀態、品行問題等因素與血壓密切相關，具有時間焦慮感、時間緊迫性、充滿敵意性格的青少年出現高血壓的風險顯著升高。
妊娠期高血壓	女性生產時妊高症是青少年期血壓升高的重要危險因素。
低出生體質量及早產	不論是兒童期還是成年期，女性收縮壓與出生體質量呈負相關關係，即出生體質量越低，收縮壓越高，且低出生體質量增加兒童期和成年期女性患高血壓的風險。
肥胖	與兒童高血壓密切相關。
高尿酸血症	高尿酸血症是高血壓的獨立危險因素。

臨床症狀

兒童青少年高血壓好發於有高血壓家族史、肥胖、性情急躁者，通常收縮壓高而舒張壓不高，收縮壓通常可達 140-

150mmHg，舒張壓則通常不超過 85-90mmHg。平時症狀並不明顯，只在過度疲勞或劇烈運動後才感到一些不適，如頭暈、頭脹、胸悶等。因症狀不明顯，常被忽視。

部分兒童青少年高血壓發生原因與青春期神經內分泌劇烈變化，心臟發育加快，血管跟不上心臟的發育有關。過了青春期，有些患者的血壓可能逐漸恢復到正常水平，但如不改善生活方式，高血壓可一直延續到成年。

診斷與鑒別

青少年高血壓症狀常常並不典型，大多在健康檢查時發現。對兒童血壓的快速判斷，一般首先採用簡化後的「公式標準」作判斷。如果血壓數值超過公式標準的 5-10mmHg，則要多次測量，仍偏高者則列入兒童高血壓管理。

表 6.2　中國 3-17 歲兒童及青少年高血壓篩查的簡化公式標準

性別	收縮壓（mmHg）	舒張壓（mmHg）
男	100 + 2 × 年齡	65 + 年齡
女	100 +1.5 × 年齡	65 + 年齡

❶ 年齡單位為歲，表格基於〈中國高血壓防治指南〉2018 年修訂版「表格標準」。

❷ 建議從 3 歲起測量血壓；選擇合適尺寸的袖帶對準確測量兒童血壓至關重要。12 歲或以上多數可使用成人袖帶。

臨床上也有簡便的診斷參考指標：一般情況下，年齡 <6 歲的兒童血壓 ≥110/70mmHg，6-9 歲的兒童血壓 ≥120/80mmHg，

10-13 歲的兒童血壓 ≥125/85mmHg，14-17 歲的青少年血壓 ≥130/90mmHg，均可判定為高血壓。[56]

治療

1. 西醫治療

兒童高血壓首先是病因治療，並着重生活方式的改善。是否進行藥物治療取決於諸多因素，比如高血壓的臨床症狀、血壓水平、靶器官損害、對非藥物治療的反應，以及併發症或合併症情況。

表 6.3　兒童高血壓的治療措施

措施	具體方案
病因治療	兒童繼發性高血壓應針對病因治療
改善生活方式	高血壓兒童應首先改善生活方式並努力不懈，包括： • 肥胖兒童應控制體重。 • 增加有氧和抗阻力運動。 • 調整膳食結構及品種要多樣化，控制總能量及脂肪供能比。控制膳食鹽和含糖飲料攝入，養成健康飲食習慣。 • 避免持續性精神緊張狀態。 • 保證足夠睡眠時間等。

措施	具體方案
藥物治療	多數患者改善生活方式後，其血壓可達到控制標準。 如果改善生活方式六個月後血壓仍未達標，參考高血壓合併下述任何一種及多種情況，則需採用藥物治療： • 出現高血壓的臨床症狀。 • 合併糖尿病。 • 出現靶器官損害。 • 繼發性高血壓。 兒童高血壓的藥物治療原則是從小劑量、單一用藥開始，同時因人而異，視療效和血壓水平變化調整治療方案和治療時限，必要時聯合用藥。

參考：〈中國高血壓防治指南〉2018 年修訂版。

2. 中醫治療

青少年高血壓多見於實證，當今社會生活節奏快，青少年受到學習壓力和人際交往等因素影響，心理波動較大，精神高度緊張，容易憤怒、焦慮、激動；或長時間從事腦力勞動和精神高度緊張者。如若肝鬱克脾，致使脾失健運，內生痰濁；如過食肥甘厚味，導致超重和肥胖，亦致痰濁內生，壅塞脈道；或痰瘀互結而壅塞脈道，均可導致高血壓。

青少年高血壓的辨證分型與成人相比有自身特點，如肝火亢盛證、痰濕壅盛證等證型多見，而肝腎陰虛證、血瘀、陰陽兩虛證等相對少些。臨床可根據具體情況，並充分考慮青少年這一羣體的特殊性，根據臨床表現辨證論治。

循證調護

1. 合理飲食

肥胖已經成為青少年高血壓的一個重要且獨立的危險因素，而過量飲食、缺乏運動是引致肥胖最為重要的原因。在合理控制飲食時，除了限制高鈉攝入量、甜品等，也要控制飲食的總量。

2. 作息習慣

養成良好的睡眠習慣和避免吸煙也是降低心血管疾病風險的重要策略。

在防治兒童高血壓方面，調整生活方式的做法往往半途而廢，其主要原因是多方面的，其中一個主要因素是患者的依從性較差，家長對疾病的認識不足，大多數等到高血壓進展到比較嚴重的階段，才會加以重視。但到了此階段，單純的生活方式調整往往已不足以對血壓進行有效控制，而必須配合藥物治療。

3. 強化運動

任何類型的運動，無論是有氧訓練、抗阻訓練，還是聯合訓練，對降低血壓均是有益的。傳統運動，如八段錦、太極拳等屬於中小強度的有氧運動，長期練習可加速血液循環，降低外周循環阻力，提高血管狀態，從而降低發生心血管疾病的危險。但青少年願意習此運動者不多。

運動強度與血壓降低密切相關。在願意並能夠承受劇烈運動的中青年高血壓患者中，體力活動水平越高，血壓越低，而且對靜息期血壓水平較高的患者，降壓效果更明顯。

因此，建議青少年高血壓患者實施高強度間歇訓練。高強度間歇訓練是指在短時間內交替進行高強度運動與緩解期或低強度運動。

妊娠高血壓

概述

高血壓合併妊娠指孕婦在懷孕前就有明確高血壓病史，兩者之間雖不存在因果關係，但相互間存在不利因素的相加作用，高血壓可對孕婦和胎兒產生一系列不良影響，如早產、難產、產後出血、胎盤早剝、胎兒窒息及圍生兒死亡等。

圖 6.1　妊娠與高血壓

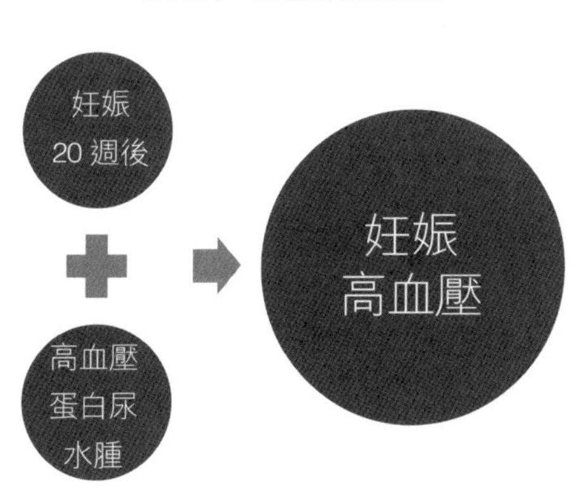

妊娠 20 週後出現的高血壓、水腫及蛋白尿三大症候羣稱之為妊娠高血壓綜合症，簡稱妊娠高血壓，或妊高症。

西醫對本病的發病機制有以下幾種認識：遺傳因素是導致孕婦出現妊高症的一個重要因素。妊娠期間孕婦體內若出現氧化應激反應及胎盤缺血後，母體釋放大量血管緊張素收縮血管，進而引起妊高症。多胎妊娠、妊娠期糖尿病及孕前超重等都是妊娠高血壓的獨立危險因素。內分泌紊亂，血液黏稠度上升等都是影響血壓升高的重要因素。[57]

臨床症狀

妊娠高血壓臨床上按其血壓、蛋白尿及水腫的不同程度，分為輕度、中度和重度三種類型。病情輕者，臨床症狀可不明顯；如有血壓高可能出現頭暈、頭痛等症狀；如有腎損害，可見蛋白尿、水腫等症狀；嚴重者可出現抽搐、昏迷、心腎功能衰竭，甚至母嬰死亡。

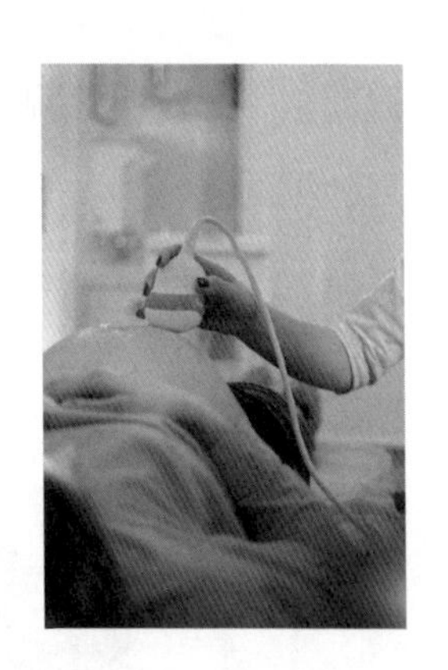

表 6.4　妊娠與高血壓的特點

病症	特點
高血壓合併妊娠	妊娠前或者在懷孕 20 週前發現血壓升高，但妊娠期無明顯加重。或者是懷孕 20 週後首次發現及診斷為高血壓，並持續至分娩後的 12 週。

病症	特點
妊娠期高血壓	妊娠期血壓≧ 140/90mmHg，並於產後 12 週內恢復正常；尿蛋白陰性；患者可有上腹部不適或血小板減少等情況。
子癇前期	妊娠 20 週後出現≧ 140/90mmHg，尿蛋白≧ 300mg/24 小時。可伴有頭痛、視力模糊、上腹部不適、噁心、嘔吐等症狀。
子癇	上述不適症狀加重或突然發生抽搐，根據發作時間的不同，分別稱為產前、產中及產後子癇。
高血壓合併子癇前期	高血壓孕婦在懷孕 20 週前無蛋白尿，20 週後出現尿蛋白≧ 300mg/24h；或懷孕 20 週前出現尿蛋白增加、血壓明顯升高及血小板減少等症狀。

診斷與鑒別

妊娠同時出現高血壓，並不一定都是妊娠高血壓，有的可能是高血壓患者妊娠了。因此，臨床對此需要進行鑒別。

表 6.5　妊娠高血壓臨床分類

分類	高血壓	蛋白尿	水腫
輕度	≧ 140/90mmHg <150/100mmHg	<0.5g/24 小時	輕微
中度	≧ 150/100mmHg <160/110mmHg	≧ 0.5g/24 小時 <5g/24 小時	輕微
重度	≧ 160/110mmHg	≧ 5g/24 小時	嚴重

必要的檢查

高血壓合併妊娠，臨床上一般需要進行相關檢查以明確疾病的嚴重性及是否有其他併發症等。

- 血液檢查
- 肝、腎功能檢查
- 尿液檢查：尿常規、24 小時尿蛋白定量
- 眼底檢查：妊高症時動靜脈比例增大，可變為 1：2、1：3 或 1：4，嚴重者可出現視網膜水腫，絮狀滲出，散在出血點或呈火焰狀出血。
- 必要時可進行血流動力學監測及心電圖、超聲心動圖；腦 CT 或 MRI、胎心監護、胎盤功能和胎兒成熟度檢查等。

治療

1. 西醫治療

妊娠高血壓是最常見的病理妊娠之一，目前仍是孕產婦及胎嬰兒死亡的一個重要原因。西醫對妊高症的治療注意是降壓、服用阿士匹靈及對症治療等。一般來説，如果孕婦沒有併發器官功能損傷，收縮壓應控制在 130-150mmHg 為宜，舒張壓應控制在 80-100mmHg；若孕婦併發器官功能損傷，則收縮壓應控制在 130-139mmHg ，舒張壓應控制在 80-89mmHg 。需要注意的是降壓過程中，血壓一般不應低於 130/80mmHg ，以保證胎盤有足量的血液供應。

妊娠期高血壓的治療目的是控制病情，延長孕週，盡可能保障母子安全。治療基本原則是休息、鎮靜、預防抽搐，有指徵地降壓、密切監測母子情況，適時終止妊娠，並根據病情嚴重程度實施個體化治療方案：

- **妊娠期高血壓**：一般採用休息、鎮靜、對症處理及酌情給予降壓治療。
- **子癇前期**：預防抽搐，有指徵地降壓、利尿、鎮靜，密切監測母胎情況，預防和治療嚴重併發症，適時終止妊娠。
- **子癇**：及時控制抽搐發作，防治併發症，經短時間病情控制後，及早終止妊娠。
- **妊娠合併慢性高血壓**：以降壓治療為主，注意預防子癇前期的發生。
- **慢性高血壓併發子癇前期**：兼顧高血壓和子癇前期的發生。

孕期一般不使用利尿劑降壓，以防子癇前期孕婦血液進一步濃縮、有效循環血量減少和加重高凝傾向。硫酸鎂不作為降壓藥使用。血管緊張素轉換酶抑制劑和血管緊張素 II 受體拮抗劑有致畸胎的副作用，妊娠中、晚期禁用。鈣離子拮抗劑在臨產前使用會影響子宮收縮，β- 受體阻滯劑有可能導致胎兒死亡，臨床需注意避免。

2. 中醫治療

中醫認為本病屬「子腫」、「子氣」、「子暈」、「子癇」範疇，其病機與臟腑功能失調，脾虛、腎虛、肝旺、氣滯、濕阻等因素有關。或因孕婦體虛，孕期陰血聚於下以養胎，以致臟腑功能受損而發病；或因素體陰虛火旺，孕後陰血聚以養胎而虧損，如遇情志不遂，煩勞過度，木火升騰，煎熬津液，瘀熱互結，從而發病。

妊高症中醫治療，除了控制血壓之外，還要兼顧安胎。藥物續斷、桑寄生、枸杞子、杜仲補腎固胎；黨參、白朮、蓮子補脾益氣、養血安胎。臨床可根據具體情況選取。

著名中醫學大家羅元愷教授辨治妊娠水腫脾虛型，用全生白朮散加茯苓皮、砂仁、炒扁豆，同時用陳皮、生薑皮熏洗足部；腎陽虛衰型用金匱腎氣丸去丹皮，加白朮、陳皮；氣滯型用茯苓導水湯加減。

在治療妊娠期高血壓時，需要注意具有明顯毒性作用、藥性比較猛烈的藥物，如水蛭、三棱、莪朮等需禁用。一些活血、行氣、攻下、溫裏等類別藥物，如牛膝、川芎、紅花、枳實、枳殼、大黃、玄明粉、番瀉葉、附子等均需慎用。

循證調護

孕婦應該注意休息，通常以側臥為宜，但在子癇前期避免絕對臥牀休息。要養成良好的飲食習慣，減少營養不足、營養過剩情況，但需要保證足量的蛋白質和熱量，一般不建議過度限制食鹽的攝入。

大多數產婦對妊娠高血壓了解不足，特別初產婦更易出現恐懼、焦慮感，擔心對胎兒造成不利影響，這種負面情緒可導致血壓、心率波動，出現惡性循環。因此妊娠高血壓患者還要強調精神放鬆，消除負面情緒，以減少血壓波動。

女性更年期高血壓

概述

女性更年期高血壓又稱圍絕經期高血壓，是因女性卵巢功能下降，性激素分泌減少而導致的以血壓升高為主的疾病。

更年期高血壓除了和年齡、環境、遺傳及不良生活習慣等因素有關之外，更與絕經前後體內雌激素變化相關。女性高血壓患者因性激素分泌的變化，其發病原因又有其自身的特點。女性高血壓發病率隨年齡增長而升高，35 歲以後增加較明顯。絕經前，與同齡男性相比，女性的血壓水平相對較低，發病率與發病的增速低於男性；絕經後，增加速度反而快於男性。

研究提示雌、孕激素有可能會影響到血壓的變化。雌、孕激素可增加腎素分泌，前者通過擴張血管效應，後者通過競爭抑制醛固酮受體導致利尿作用，雌激素還可以增加孕酮刺激腎素的分泌作用。在正常月經週期中，雌激素峰值不足以刺激腎素分泌，而黃體期孕酮水平增高可使部分婦女腎素分泌增多。因此，部分婦女雌、孕激素調節不穩定可導致腎素分泌調控機制不正常，進而導致高血壓。

臨床症狀

更年期高血壓具有高血壓的一般表現，如眩暈、頭痛等；血壓不穩定，波動明顯，隨情緒變化，血壓波動明顯。絕經後高血壓的患病率是絕經前兩倍。女性更年期高血壓患者自覺症狀較重，生活品質較差，對患者家庭影響較大。更年期的一般症狀包括健忘、失眠多夢，易驚醒、煩躁、乏力、易疲勞、易激動、注意力不集中等。

診斷與鑒別

女性更年期高血壓不是一個獨立的疾病，並沒有明確的診斷標準。更年期高血壓的說法只是強調了女性在更年期，高血壓是好發的疾病。

更年期高血壓一般分兩種：更年期綜合症性高血壓和更年期前或更年期發生的原發性高血壓。更年期綜合症性高血壓屬症狀性高血壓，高血壓僅為更年期綜合症的主要症狀之一。女性更年期高血壓屬於原發性高血壓範圍，因此，臨床需要按照一般高血壓診斷程序排除繼發性高血壓。

治療

1. 西醫治療

更年期高血壓的治療應首先給予 β- 受體阻滯劑，從低劑量開始逐漸增加，以改善由於交感興奮所帶來高血壓的危害。必要時可使用鎮靜藥物，讓患者平穩地度過由於更年期激素紊亂所致的高血壓狀態。

由於女性更年期高血壓和絕經期女性性激素水平紊亂有關，其中雌激素水平下降是最主要機制，故而現代醫學推薦性激素替代療法，但有的雌激素療法易刺激子宮內膜增生，增加子宮內膜癌的風險，必須慎用。治療可採用雌激素（Estrogenic hormone）合併黃體素（又稱黃體酮，Progesterone）的連續性合併型的替代療法。每天使用雌激素與黃體素，一般不會刺激子宮內膜增生，不會增加子宮內膜癌的風險，必要時可使用。

2. 中醫治療

更年期婦女經歷了經、帶、胎、產等耗傷氣血的階段後，多數患者在更年期階段已經氣血兩虧，此時肝腎陰虛、陰陽失調為更年期婦女主要的生理及病理特徵。主要有陰損及陽、陽損及陰及陰陽互損幾種陰陽失調的具體表現，而腎的陰陽失調、腎水不能涵養肝木是更年期婦女高血壓發病的主要病機。情志鬱結、氣機不暢是其誘發因素。飲食失節，嗜食肥甘厚味，脾胃受損，氣化失常也是重要原因。

在臨床辨證方面，更年期高血壓早期常有陰陽俱虛、肝火亢盛、陰虛陽亢、肝腎陰虛等證；後期則見痰濁壅盛，濕阻中焦、脈絡瘀阻等證。

其中陰陽俱虛型最為常見，症見時而烘熱汗出，時而轉之畏冷，眩暈耳鳴，失眠多夢，手足心熱，心悸自汗，面白少華，納少，便溏或便秘，神疲肢腫，腰膝酸軟，月經紊亂。舌淡、苔白，脈沉細。治法為補腎扶陽，滋養衝任。處方可用二至丸合壽胎丸加減。

循證調護

除了注意飲食調理、堅持運動之外，還要注意兼顧更年期的特點，如潮熱、多汗等症狀的處理。此外，要特別重視精神調節。更年期婦女有精神、神經方面的失調，而這一切會加重高血壓的進展，因此，患者要善於調節工作狀態，調節情志，保持豁達樂觀的心態，樹立健康觀念，注意血壓監測，提高自身防治高血壓的水平。

醫案

益氣健脾平肝治療更年期高血壓

患者女性，50 歲。2017 年 12 月 7 日首診。患者長期工作緊張。患上帶狀疱疹（即「生蛇」）後常感到倦怠、口苦、背部皮膚疼痛等症狀前來就診。平時飲食不規律，胃氣多，餐後胃脹，納呆。手汗異常增多。舌淡紅，苔薄黃，根厚，脈弦細。血壓 157/91mmHg。

【診斷】胃痞，汗證

【辨證】脾虛肝旺

【治法】健脾益氣，平肝

【方藥】六君子湯 8 克、柴胡 2 克、黃芩 2 克、砂仁 1 克、白芍 3 克、雞內金 4 克、麥芽 4 克、大棗 3 克、太子參 5 克。處方為顆粒沖劑，共 5 劑，每日 1 劑

【循證調護】告知患者注意規律飲食、精神調節及合理運動。囑無需過於緊張，並建議恆常監測血壓。

【治療經過】經過中藥治療，倦怠乏力、胃氣、胃脹及手汗均明顯改善或消除，但血壓居高不下。另經常失眠、心煩。由於考慮到初次發生的高血壓，無特殊合併症，且無煙酒嗜好等，分析其存在的心血管風險不高。故建議按高血壓調理，加強運動和改善生活方式，減輕體重，避免精神緊張。結果患者在第一個療程，三個月時間裏，體重下降約四公斤，血壓逐步降至正常。平時定期覆診，藥物隨症加減。至 2020 年 9 月 16 日覆診，展示平時血壓記錄，血壓屬於正常及穩定。

【評析】患者為更年期高血壓，合併有焦慮、緊張等狀態。首先按中醫急則治標的原則，給予健脾平肝法及鼓勵調整飲食習慣，胃腸症狀消除、手汗減少至消除，表面病痛減少，精神也為之改善。

在隨後的治療高血壓過程，再按中醫緩則治本的原則，加強健脾補腎，佐以安神、活血通絡等法，配合飲食控制和加強運動等方式，使體重下降，焦慮情況也隨之改善，最後血壓漸趨正常及穩定，而無需服用降壓藥。

老年高血壓

概述

隨着人口老化，老年高血壓人數急劇增加。一部分病人為從老年前期的高血壓演變而來，表現為收縮壓和舒張壓均升高。在老年高血壓中有半數以上是單純性收縮期高血壓，以收縮壓增高和脈壓增大為特點的一種特殊類型高血壓。

年齡是影響血壓的重要因素，老年人不僅血壓水平較中青年人高，而且容易發生血壓波動幅度和頻率的非生理性變化，稱為異常血壓波動，臨床上可表現為晝夜節律異常、體位性低血壓、晨峰血壓增高、餐後低血壓、白大衣高血壓和隱蔽性高血壓、隨訪間和季節間的血壓波動等。

異常血壓波動與心、腦、腎等靶器官結構和功能損害、心腦血管問題及死亡率密切相關，其對預後的影響獨立於血壓的絕對水平，有可能成為新的風險預測指標和潛在的治療重點。

老年高血壓的具體發病機制包括動脈硬化、血管壁僵硬、血壓調節中樞功能減退等。老年人由於動脈硬化，動脈壁的彈性和伸展性降低，收縮期的彈性膨脹和舒張期的彈性回縮幅度減弱，緩衝能力降低，導致收縮壓升高，舒張壓降低，脈壓增大。

老年人較中青年人更易發生異常血壓波動。影響老年人血壓波動的機制非常複雜，是人體內部心血管調節機制與器官功能，以及外部環境和行為綜合作用的結果。

表 6.6　老年人較中青年人更易發生異常血壓波動的原因

病理生理因素	老年人大動脈彈性下降和僵硬度增加、內皮功能障礙、壓力反射敏感性下降、自主神經功能失調、內分泌功能減退、腎臟排鈉和容量調節能力減弱。
並存疾患	一些老年人常見的疾病可造成血壓波動，如糖尿病、高脂血症、心腦血管病、神經系統疾病、腎病、澱粉樣變等。
不良狀態	貧血、血容量不足、營養不良、睡眠障礙、慢性疼痛、便秘、前列腺肥大、焦慮、抑鬱或情緒波動、手術前後期血壓波動等。
繼發性高血壓	動脈粥樣硬化導致的大中動脈狹窄、原發性醛固酮增多症、睡眠窒息症和嗜鉻細胞瘤等。
藥物因素	降壓方案不合理、藥物相互作用或治療的依從性差等。

臨床症狀

- **收縮壓增高、脈壓增大**：隨着患者年齡增加，導致腦中風等不良事件的發生率也相應增加，其中老年高血壓患者的脈壓與總病死率、心血管問題成正比。

- **血壓波動大、晝夜節律異常**：患者多半會出現血壓「晨峰」情況，並出現餐後低血壓、體位性低血壓等。晝夜節律異常，表現為夜間血壓下降幅度大，在一定程度上增加心、腦、腎等靶器官的損害。正常人的血壓表現為夜低晝高型，多數學者認為正常人 24 小時血壓節律呈雙峰雙谷，即清晨覺醒和起牀後明顯升高，八至十時達高峰；此後下降，在下午四至六時血壓再次升高；以後緩慢下降，直至凌晨二至三時至最低值，這對適應機體活動，保護心血管結構和功能起着十分重要的作用。

這種節律隨着增齡逐漸弱化。老年人或未治療的高血壓患者容易發生血壓晝夜節律異常，常伴有夜間血壓升高。老年人血壓晝夜節律異常的發生率高，這與老年動脈硬化、血管壁僵硬度增加和血壓調節中樞功能減退有關，導致心、腦、腎等靶器官損害的危險增加。

- 體位性低血壓、餐後低血壓的情況增多，情形也較嚴重。

晨峰血壓增高。清晨時人體由睡眠狀態轉為清醒狀態並開始活動，血壓從相對較低水平迅速上升至較高水平，稱為「血壓晨峰」，是正常的生理現象。但如果晨峰血壓過高，則可導致不良預後。晨峰血壓增高的長者，引發心腦血管疾病和全因死亡率均顯著增加。

診斷與鑒別

老年高血壓的診斷並無特別標準，關鍵是了解其風險所在，尤其是及時了解是否存在血壓變異，及其變異的規律。老年人的短時間血壓變異，如晝夜節律異常、體位變動引起的血壓波動和餐後低血壓等，根據其定義，通過規範地測量診室血壓、24 小時動態血壓或家庭自測血壓，不難診斷。[58]

治療

1. 西醫治療

儘管老年人異常血壓波動難以完全避免，通過適當的方法仍可以減少發生率，降低其危害。老年人降壓治療應當遵循個體化原則，平穩、緩慢，藥物的起始劑量要小，按患者情況逐漸增加，同時需考慮老年人易出現的不良反應，特別是體位性低血壓。藥物應當選擇作用持續 24 小時的長效製劑，每日服藥一次，依從性較佳。

老年高血壓降壓的目的在於最大限度地降低心血管併發症及發生死亡的危險。

表 6.7　老年高血壓患者的降壓目標

年齡	目標
≧ 65 歲	<150/90mmHg 如能耐受可進一步降至 <140/90mmHg
≧ 80 歲	一般情況下不宜 <130/60mmHg
老年高血壓合併糖尿病、冠心病、心力衰竭和腎功能不全患者	<140/90mmHg

參考：《中國老年高血壓管理指南》2019。

表 6.8　糾正不良生活方式和不利於身心健康的行為及習慣

改善生活方式	調整膳食結構	吃多種新鮮蔬菜、水果、魚類、豆製品、粗糧、脫脂奶及其他富含鉀、鈣、膳食纖維、多不飽和脂肪酸的食物及低脂飲食。
	低鹽飲食	減少食鹽，日攝入應少於六克。
	戒酒	有高血壓且服藥治療者均應戒酒。
	戒煙	戒煙及避免吸入二手煙。
	作息規律	有規律生活，適寒溫，慎起居，勿過遲睡，亦不過早起牀。
合理運動		可根據個人愛好和身體狀況選擇適合並容易堅持的運動。
心理健康		保持心境健康，減少情緒波動。
避免環境因素或氣候改變影響血壓		秋冬季及時多穿衣物，避免室溫過低；夏天避免冷氣太強，室內溫度太低。

去除影響血壓波動的誘因：

• 糾正貧血、血容量不足、營養不良、慢性疼痛、便秘、長期焦慮、抑鬱或失眠等不良狀態。

• 衰弱的老年人留意使用降壓藥、鎮靜劑、抗腎上腺素藥物及血管擴張劑，所引起的血壓波動。

• 減少心血管病的危險因素，包括高脂血症、血糖升高、超重和肥胖、代謝綜合症等，應按照循序漸進的原則，避免藥物不良反應，例如避免血糖控制過低或體重下降過快等。

• 治療並存疾患，包括心腦血管病、呼吸系統疾病、神經系統疾病、腎病、內分泌疾病、前列腺肥大等。

2. 中醫治療

《素問・至真要大論》云:「諸風掉眩,皆屬於肝」,《靈樞・海論》曰:「髓海不足,則腦轉耳鳴,脛酸眩冒」。老年人臟腑不足氣血虧虛,又瘀血明顯。因此,老年人高血壓的病機多與肝、腎功能失調、瘀血阻絡密切相關。辨證施治原則仍是老年高血壓患者的主要治療方式。對血壓易變異者進行中醫辨證治療時,多強調滋腎養血。

循證調護

1. **注意患者姿勢**:在高血壓的治療中患者需要保證有充足的休息時間,儘量不要大幅度進行體位變換,下牀活動、如廁時要特別小心,不可保持蹲的姿勢太久,淋浴時不要將水溫調得太高,淋浴時間不宜太長。

2. **情志護理**:從中醫辨證施治原則來講,疾病的發展發生與人的情志因素關係密切,因此養成積極主動的樂觀心態,對自己的精神壓力進行調節緩解,改善焦慮不安的心情,並根據自己的文化質素和喜好,培養興趣,以愉快的心情將高血壓疾病帶來的思想顧慮消除。保持心理平衡,對生活充滿信心和樂觀。老年人應該保持愉快平常的心境,不要大喜大悲,過分激動。

3. **飲食護理**:避免食用肥甘厚味食品,可參考臨床證型選擇食物,如燥熱體質者可選蓮子、藕、芹菜、蘋果、梨、雪耳、百合等可生津液除煩食物；對於痰濕體質者，應當採取少食多餐制，多攝入容易消化的清淡食物，如白蘿蔔、薏米、紅小豆等理氣化痰的食物。

4. 適當運動：養成良好的作息規律，注意勞逸結合。久坐、缺少運動鍛煉早已被列入高血壓發生的高危因素，合理運動已被證明有明確的降壓作用。如運動強度大，時間要相對短些；如果強度小，運動時間要相對長。運動量的增加可以有效降低血壓。

5. 戒煙戒酒：吸煙對人有百害而無一利，還可引起肺癌等疾病，應及時戒煙。身體健康者少量飲酒有益健康，但對於高血壓患者，尤其是正在服藥者，應戒酒。有的長者認為所剩時日無多，因此不願意戒煙戒酒，這想法顯然是錯誤的。

胖人高血壓

概述

肥胖是指明顯超重與脂肪層過厚，是體內脂肪，尤其是甘油三酯積聚過多而導致的一種狀態。肥胖與高血壓常合併存在，不僅增加血壓控制難度，還促進多種心血管代謝危險因素聚集，顯著增加心腦血管疾病風險。

可將肥胖分為病理性肥胖和單純性肥胖。病理性肥胖病因很多，其中庫欣綜合症為臨床最常見，同時也是繼發性高血壓的重要病因。在其他病因導致的肥胖患者中，如多囊卵巢綜合症、藥物性肥胖、下丘腦性肥胖、染色體異常等，也會導致血壓升高，故肥胖與高血壓的關係密不可分。

單純性肥胖多與生活飲食習慣相關。肥胖與高血壓發生及發展密切相關，其機制與胰島素抵抗、炎症、氧化、活動性應激、脂肪因子，以及交感神經系統和腎素、血管緊張素、醛固酮系統的過度啟動有關，並因肥胖程度的增加而加劇，在此基礎上引起了內皮功能障礙，改變全身的血流動力學，導致肥胖患者血壓升高。[59]

臨床症狀

根據肥胖與高血壓發生順序的先後，臨床上可見兩種類型：一種是高血壓繼發於肥胖，高血壓與肥胖有明確的因果關係，且減肥有助降壓，此類稱為「肥胖性高血壓」或「肥胖相關性高血壓」；高血壓先於肥胖發生，則稱為「高血壓合併肥胖」，兩者統稱為「肥胖相關性高血壓」。

繼發性肥胖常見的症狀與體徵：

- 兒童生長、發育遲緩
- 向心性肥胖、水牛背、鎖骨上脂肪墊；滿月臉；皮膚菲薄、有瘀斑、寬大紫紋、肌肉萎縮等
- 高血壓、低血鉀、堿中毒
- 糖尿病或糖耐量減退

- 骨質疏鬆、或有病理性骨折、泌尿系統結石
- 怕冷、水腫
- 易感染、抵抗力下降
- 神經、精神症狀
- 性功能減退，男性陽痿，女性月經紊亂、多毛、不育等

診斷與鑒別

肥胖的診斷比較容易，肥胖相關性高血壓的診斷則需排除原發性高血壓及其他繼發性高血壓。還要排除病理性肥胖，如庫欣綜合症、多囊卵巢綜合症、甲狀腺機能減退症等。

表 6.9　成人體重分級與標準

分級	體重指數
體重過輕	BMI ＜ 18.5
正常範圍	18.5 ≦ BMI ＜ 24.99
過重	25 ≦ BMI ＜ 29.99
輕度肥胖	30 ≦ BMI ＜ 34.99
中度肥胖	35 ≦ BMI ＜ 39.99
重度肥胖	BMI ≧ 40

參考：世界衞生組織網站。體重指數（BMI）= 體重（kg）/ 身高（m^2）

治療

1. 西醫治療

- **減肥**：對於病理性肥胖協同繼發性高血壓患者，治療上應注重治療原發疾病。對於單純性肥胖患者，減重是減輕體重及減少壓力負荷從而降低血壓的首選方式。減重的方法包括實施健康的生活方式、手術減重及藥物治療。不同的減重方式雖然均對降低血壓具有積極作用，但血壓隨時間延長的降低幅度和持久性上各有區別。臨床應用時，需要嚴格評估。

胃旁路術減重是重要的臨床減重手術方式。藥物奧利司他（Orlistat）、西布曲明（Sibutramine）有一定減肥效果，但有其不良作用。臨床均須嚴格使用指徵。

- **降壓**：降壓藥物對肥胖相關高血壓人羣的治療有重要意義。可首先考慮選用 ACEI 及 ARB 類，尤其是培哚普利（Perindopril），能有效降低超重或肥胖高血壓患者的血壓、改善動脈結構、調節心血管危險因素。聯合應用血管緊張素受體阻滯劑和噻嗪類利尿劑作治療，比聯合應用鈣通道阻滯劑和噻嗪類利尿劑作治療的肥胖患者，前者的收縮壓下降較明顯。

2. 中醫治療

痰濁、血瘀是肥胖性高血壓及其靶器官病理損害的主要原因，因此，在治療時應兼顧痰瘀為患的標實之證。

肥胖多因喜食肥厚膩，導致脾之運化、升清功能失調，濕邪內聚。腎者主水，腎氣虧虛，水邪內停。兩者導致水濕內聚，阻滯氣機，氣滯血瘀，故肥胖多兼痰瘀內阻。治病求本，健脾補腎治其本；祛除水濕瘀血治其標，是肥胖高血壓重要的治法。處方可參考葛根芩連湯、半夏白朮天麻湯化痰祛濕，加三七、紅景天、丹參等。

循證調護

肥胖是肥胖相關性高血壓的主要病因，控制體重是有效控制血壓及其合併多重代謝紊亂的基礎。肥胖相關性高血壓的治療應當兼顧血壓控制、體重控制和改善代謝紊亂三方面。

減重並非易事，持之以恆的飲食控制和適當運動十分關鍵。其中尤以飲食控制至關重要。肥胖者在飲食方面首先是控制飲食的總量，簡單做法如：

- 在目前的飲食基礎上總量減少兩成，日後再減，循序調整。
- 三餐分配宜早餐多，午餐少，晚餐更少。可考慮早餐需要佔全天的十分之五，午餐佔全天的十分之三，晚餐佔十分之二。
- 宜儘早進食晚餐，餐後不加餐。
- 進餐前宜先喝湯或水，再進食蔬菜，接着進食魚、蛋、肉類等，最後進食碳水化合物。

附錄：瘦人高血壓

高血壓多見於胖人，但不是絕對，只是胖人得高血壓的概率更高。瘦人同樣會得高血壓，美國心腦血管病專家曾研究約兩百例正常和高血壓的人羣，發現在血壓相同的情況下，身材較瘦的男人跟肥胖的男人相比，最終死於心腦血管病的前者比後者更多。因此，瘦人患高血壓，更要密切觀察和控制血壓，並應堅持配合降脂等治療。

表 6.10　瘦人高血壓的特點

瘦人高血壓的特點	具體分析
交感應激激素的水平升高更多	肥胖可能在一定程度上抑制機體對物理應激的激素反應。
發病年齡遲	高血壓的發病高峰期一般從 40 歲開始，而瘦人發病年齡往往會晚於胖人。
瘦人高血壓併發症明顯	血管硬化、心臟代償性肥大等，相對較明顯。
認識誤區	瘦人從不認為自己會得心血管疾病，平日會忽視對血壓的監測和自我保健，當發現疾病時往往已經很嚴重了。
心理質素方面	胖人傾向於性格溫和，瘦人往往在應激反應過程中傾向於激動，當人情緒激動的時候，瘦人由於末梢血管的阻力比胖人高，更容易出現心肌梗塞和腦血管破裂，造成血壓升高，誘發心腦血管病。
用藥效果差	常規藥物在瘦人身上產生的療效比胖人差。

體位性高血壓

概述

體位性高血壓是指患者在站立或坐着時血壓異常增高，而在平臥時血壓恢復正常。血壓正常人羣和高血壓患者在體位改變時，均會出現一定範圍的血壓波動，若波動超出了正常範圍，便出現體位性低血壓或體位性高血壓。

體位性高血壓是一種未被充分認識的心血管系統疾病，在老年高血壓人羣中的發病率較高，長期體位性高血壓引起的血壓波動既會造成心、腦、腎等靶器官損害，又可增加急性併發症的發生率。另外，體位性高血壓患者的交感神經活性增加、微血管重塑，與高血壓的進展密切相關，是高血壓發展中的一個重要危險因素，其發生機制尚不完全明確，可能與自主神經功能障礙、體位改變時交感神經系統過度啟動有關。有的則認為體位性高血壓可能屬於高血壓前期。

一般認為當患者由仰臥變為站立時，心臟以下的靜脈以及靜脈竇會受到重力影響，瘀積在靜脈血管池內的血流量增多，導致回心血流量減少，心排血量降低，激動交感神經、全身小血管，導致多數小動脈長時間處於痙攣狀態，產生體位性高血壓。回心血量減少，為了保證正常的血液供應，通過對交感神經刺激，心臟收縮增強就會導致血壓升高。[60]

臨床症狀

體位性高血壓患者一般無高血壓的特徵，多數患者是在體檢或偶然的情況下發現並確診，部分患者可能伴有心慌、疲倦等。

體位性高血壓和二型糖尿病、腎病、無症狀性腦缺血、腦梗塞等有相關性。體位性高血壓是腦白質病變和無症狀腦梗塞病情進展的有害因素，與血壓變異性、晨峰血壓、隱蔽性高血壓等密切相關。體位性高血壓的微血管重塑、交感神經興奮升高是高血壓發生發展的危險因素。

診斷與鑒別

體位性高血壓的診斷並無統一標準。通常認為平臥時的血壓水平正常，而在直立時的血壓升高即可診斷為體位性高血壓。多數研究以體位改為直立後，收縮壓升高 20mmHg ，舒張壓升高 10mmHg 為診斷標準。但一些研究也以血壓增加 10mmHg ，甚至 5mmHg 為標準。這種以血壓增幅為標準的評鑒方法，無論基礎血壓和直立後血壓是否符合高血壓的診斷標準，均可診斷為體位性高血壓。但一般認為直立後收縮壓升高 ≥20mmHg 定義為體位性高血壓。[61]

體位性高血壓的診斷應排除繼發性高血壓的可能，如腎動脈狹窄、原發性醛固酮增多症、慢性腎臟疾病等導致的高血壓。

治療

1. 西醫治療

體位性高血壓的治療方法與普通高血壓不同。由於其特殊的發病機制，治療應以抑制交感神經活性為主，如 α1 受體拮抗劑哌唑嗪（Prazosin）可以降低血壓，但與抗精神病藥物合用時可增加體位性低血壓風險。體位性高血壓患者經多沙唑嗪（Xazosin）治療後可以顯著降低尿蛋白，提高肌酐清除率，因此，多沙唑嗪在控制體位性高血壓同時還可預防靶器官損害。

藥物治療有利有弊，且個別差異大，宜消除影響因素，患者宜加強運動，提高肌肉豐滿度，一般情況下可不服藥治療。對個別症狀明顯者，可服用適量神經功能調節藥、中樞及周圍神經營養劑或安定類鎮靜劑輔助治療。

2. 中醫治療

中醫涉及此病的研究不多，但如確定為體位性高血壓，可借鑒中醫學「眩暈」、「頭痛」等病進行辨證治療。

曾有文獻報道一患者酒後出現頭痛，站立時明顯，平臥後可緩解，疼痛呈隱痛，不能持久站立。經多方檢查，排除顱腦病變，診斷為體位性高血壓。中醫按頭痛分析，辨證為肝鬱脾虛。給予調肝理脾治療，方以天麻、菊花、鬱金、白芍、黨參、蒼朮、炒神麴、陳皮、丹參、葛根。7 劑，水煎服，每日 1 劑。經過 5 次調治，症狀消除，血壓正常。[62]

循證調護

凡是檢查發現有血壓增高者，首先應明確是否為體位性高血壓，以免不必要的治療。對於患高血壓的長者，應注意測量立、仰、臥位的血壓，避免漏診。

如果確診為體位性高血壓，起牀前應先進行四肢活動，保證血液循環，避免起牀速度過快，發生意外。

夜間高血壓

概述

正常情況下夜間血壓較低，白天有兩個峰值，分別是清晨和午後，但有些高血壓患者白天測量血壓正常，夜間卻很高，這就是夜間高血壓。相較於日間高血壓，夜間高血壓容易被忽視，須通過動態血壓監測發現。夜間高血壓同樣會對靶器官造成損害。

與夜間無高血壓的患者相比，夜間有高血壓的患者伴發心、腦、腎等靶器官損害，因心血管問題死亡的風險都會增加。由於其隱蔽性，夜間血壓水平的增高比晝間產生的危害更為嚴重。有不同合併症如慢性腎病的患者，夜間高血壓患病率幾乎接近九成。積極控制夜間高血壓，能有效延緩慢性腎病的進展以及減低心血管問題的發病率。[63]

夜間高血壓的發生機制通常與自主神經系統活動異常、鈉排泄異常、腎素—血管緊張素—醛固酮系統活性增加有關。阻塞性睡眠呼吸暫停低通氣綜合症、慢性腎病、抑鬱症、焦慮症及二型糖尿病患者，其夜間高血壓的情況特別明顯。

另外，合併系統性疾病的患者，其夜間高血壓的發生率多數升高，如多系統萎縮患者的夜間高血壓發生率便高達百分之八十以上。夜間高血壓與心、腦、腎損害密切相關，因此降壓治療十分關鍵。[64]

臨床表現

夜間血壓升高，可導致睡眠質量不佳，心情煩躁不安等。但由於夜間睡眠血壓偏高可能被其他疾病的症狀掩蓋，如果沒有進行動態血壓監測，可能會被忽視。

診斷與鑒別

夜間血壓通常指第一天晚上十時至第二天清晨六時之間的血壓水平。2013 年歐洲心臟病學會的高血壓指南及 2010 年《中國高血壓防治指南》指出夜間（或睡眠）收縮壓 ≥120mmHg 或舒張壓 ≥70mmHg，可以判別為夜間高血壓。

夜間血壓升高有兩種情況，日間血壓＜ 135/85mmHg，但是夜間血壓 ≥120/70mmHg，稱為單純夜間高血壓，而日間血壓 ≥135/85mmHg 同時夜間血壓 ≥120/70mmHg，稱為晝夜持續型高血壓。據此定義，可對夜間高血壓進行診斷，也可與其他類型的高血壓相鑒別。

治療

1. 西醫治療

單純夜間血壓升高的隱蔽性強，不容易被臨床識別而得到有效管理，容易造成靶器官的損害。鑒於隱匿性高血壓已有明顯靶器官損害，如微量白蛋白尿和左心室肥厚等，因此單純性夜間血壓升高也應及早治療，以免病情繼續發展。

可採用時間療法治療，改變給藥時間來改變血壓波動的節律。如將原本需要早上一次服用的所有降壓藥物中的其中一種或多種降壓藥，改在夜間服用。[65] 患者既要改善生活方式，也要使用藥物加強控制。〈中國高血壓防治指南〉2018 年修訂版建議盡可能使用長效降壓藥物，預防心腦血管合併症的發生，必要時可採用聯合降壓或調整整體用藥時間，或在睡前增加降壓藥。

2. 中醫治療

夜間高血壓臨床表現為肝火亢盛較多，主要由於腎精不足，肝體失養，肝陽偏亢，治療時可加強平肝潛陽等治療。

患者應改變常規的等時間、等劑量的給藥方式，可按醫師指示施行「早夕異治法」，即早上服用的中藥與晚上服用的中藥不同。[66]

循證調護

知曉患者患上夜間高血壓，在臨床治療上有很大的意義。除了藥物治療外，患者還要避免夜間情緒波動，應保持心境平和，勿熬夜，睡前勿喝茶。有睡眠障礙者需及時治療失眠，熱水或中藥泡腳等措施對改善夜間高血壓有一定的輔助作用。在飲食方面有效控制鹽的攝入量，尤其是晚餐更要清淡，避免過鹹。

另外，慢性腎病患者應保持良好的心態和規律作息，避免勞累、熬夜、焦慮及暴怒等。

清晨高血壓

概述

清晨高血壓是指清晨起牀時血壓升高，一般分狹義和廣義兩種。狹義指血壓僅在清晨時段升高，在其他時段正常。廣義指已經明確診斷為高血壓患者，清晨時段血壓升高，而其他時段血壓是否正常則無要求，此類患者多見於新診斷或已接受降壓治療的高血壓患者。

心、腦血管問題高發時段在清晨，此與清晨血壓過高密切相關。腦梗塞的死亡有一定的時間性，清晨常為高峰時段，其中之一的原因是清晨血壓升高，易誘發心律失常，增加了腦梗塞的發病率。因此，在高血壓的治療過程中，清晨血壓穩定正常十分關鍵。但研究指出高血壓患者清晨血壓未達標者人數過半。[67]

老年人的大動脈彈性下降、血管僵硬度增加、壓力反射敏感度下降、自主神經功能失調等病理及生理改變，同時伴有睡眠障礙、焦慮、抑鬱等情緒波動，更易發生血壓異常波動。

清晨高血壓由較多因素引發，是一種以交感神經活性增強、腎素血管緊張素系統啟動，及血管內皮功能下降為特點的血壓變異現象。清晨高血壓可致動脈血管僵硬度增加，引發血管炎症及易損斑塊的形成，這些因素的綜合作用，可能是清晨高血壓促發心腦血管問題的重要機制。[68]

此外，飲食、睡眠及其他疾病都會影響清晨血壓升高，如晚餐鹽攝入過多、熬夜、失眠、焦慮、阻塞性睡眠呼吸暫停低通氣綜合症等。

臨床症狀

正常人的血壓一般在凌晨二時至三時處於最低谷，以後逐漸上升，在清晨起牀活動後上升迅速，在早上八至九時達到第一峰值，白天處於相對較高水平。在下午五至六時可略升高些，此為第二峰值，六時後開始緩慢下降。所以動態血壓波動曲線常呈「雙峰一谷」。有些高血壓患者清晨起牀後血壓迅速上升，兩小時內即出現峰值，這一現象稱為晨起高血壓，其峰值稱為晨峰血壓。

診斷與鑒別

2014 年《清晨血壓臨床管理的中國專家指導建議》[69] 對清晨高血壓的定義為：醒後一小時內、服藥前、早餐前的家庭血壓測量結果，起牀後兩小時或早上六時至十時之間的動態血壓記錄的血壓，家庭血壓監測或動態血壓監測清晨血壓 ≥135/85mmHg，或診室血壓 ≥140/90mmHg 即為清晨高血壓。必須通過有效的監測手段判別是否清晨高血壓，必要時進行動態血壓監測判別。

治療

1. 西醫治療

清晨高血壓的西醫治療並無特殊藥物，主要是分析病因，對症處理。如選用了短效藥物降壓治療，可能出現藥物性血壓波動過大；若選用長效降壓藥，可能實際上降壓效果不足以覆蓋 24 小時。

清晨高血壓通常有兩種情況，一是僅在早上六時至十時血壓升高；另一種是夜間高血壓延續至清晨時段。晨起服用降壓藥並不是千篇一律的方式，如患者在清晨時段及其餘時段的血壓都升高，則應調整降壓方案，換用長效降壓藥，或兩種以上的藥物聯合治療等，使日間血壓維持在一個安全水平。

對於服用短效降壓藥者，可將服藥時間定在晨起六時及午後二時，長效製劑則要求在晨起六時服用。這樣既可以防止患者由於起牀後活動、排便等導致血壓突然升高而引致危險，又可有效控制上午的第一個血壓高峰。

如為單純晨起高血壓，則通常晨起予以適當增加降壓藥。如為單純夜間高血壓，則建議夜間服用降壓藥，或夜間加重藥量。

2. 中醫治療

清晨高血壓中醫治療可根據辨證原則，臨床多以陰虛陽亢證為主，依次為痰濕壅盛證、肝火亢盛證、陰陽兩虛證。實證或兼有實證的患者比虛證患者有更高的血壓晨峰。故多用滋水涵木，平肝潛陽之法，可給予杞菊地黃丸，如屬肝陽化風證以及虛風內動證。兩證均遵循肝腎同源治則，在辨證基礎上重視平肝陽、補肝腎。方藥以鎮肝熄風湯治標，杞菊地黃湯固本。如肝陽亢甚則加重潛鎮肝陽之品；體虛則隨證酌情加用健脾補腎之品。[70]

循證調護

- **定時監測**：無論是心肌梗塞還是腦中風，清晨時段的發生率均高於其他時段。因此，高血壓患者，尤其是老年高血壓患者要重視家庭血壓監測，以了解是否存在清晨高血壓。

- **規範用藥**：清晨高血壓者有時會用藥不當，如選用短效降壓藥物；或選用長效降壓藥，但實際療效卻不足以覆蓋 24 小時全程的血壓；或藥物沒有按規定服用等。因此，合理規範使用覆蓋 24 小時的全程降壓藥物是降壓的關鍵。

叮囑凌晨血壓偏低的患者，睡前不用藥或儘量減少降壓藥劑量，以免誘發血栓；凌晨血壓偏高者睡前則要按時服藥，保持夜間血壓相對穩定。

- **起牀後應避免劇烈活動**：正常情況下，血壓會在劇烈運動後有所下降，但是清晨運動後例外。清晨運動後甚至會令血壓上升，所以晨練較其他時段相比，會增加心血管風險。

- **減緩起牀動作**：早晨醒來後不要立即起牀，先繼續躺一分鐘，半靠牀上一分鐘，再在牀邊坐一分鐘，才站起。起牀動作要慢，起牀後不要進行劇烈活動，這樣可以避免忽然血壓變化而暈倒。

第二部

高血壓的循證調護

七、飲食原則與藥膳調養

飲食基本原則

《管子》:「飲食節，則身利而壽益；飲食不節，則形累而壽命損」；葛洪：「善養性者，食勿過飽，衣勿過暖」;《千金要方》:「善養性者」,「食慾數而少，不欲頓而多」,「常欲令飽中饑，饑中飽耳」。以上説法以多樣化、平衡為原則。

1. 低鹽飲食

I. 嚴格限鹽

一些高血壓患者，雖然服用大量降壓藥，但血壓還是難以控制，這與高鹽飲食可能有關係。

若鹽攝入過多，腎臟不能及時將它們排出體外，導致體內水、鈉瀦留，細胞外液量和循環血量將增加，直接使血壓升高。另外，高鹽飲食本身還可引起神經內分泌活動增強，以及血管內皮細胞功能受損，也是致殘和致命的出血性腦中風的主要因素。此外，長期高鹽飲食還可引發腎臟疾病、心腦血管疾病等，加重糖尿病、哮喘等病，使骨質疏鬆，甚至骨折，更甚的還能誘發胃癌等疾病。

低鹽飲食有利於預防高血壓及心、腦血管疾病的發生。對於無明顯靶器官受累的高血壓患者，低鹽飲食可延緩甚至避免心、腦血管疾病的發生；對於已有心、腦、腎、眼底受累的高血壓患者，低鹽飲食可以減輕患者臨床症狀，加強降壓藥物的療效。

但也不是說鹽越少越好，低鹽飲食不等於所有人任何時候都需要採取極為嚴格的低鹽措施，大量出汗的人及重體力勞動的人可適當增加鹽攝入量。即使是高血壓、腎病患者，也不可矯枉過正，過度限鹽導致低鈉血症，此舉可導致低血壓、神經興奮性降低，嚴重者會出現腦水腫甚至死亡。

II. 隱形鹽分

低鹽飲食除了減少烹調所加的鹽之外，還要特別注意避免食用一些高鹽食物或調味品，如醬菜，醃製品等。

表 7.1　常見高鈉食物

生果類及堅果類	話梅、加應子、陳皮、鹹薑、用鹽炒過的堅果。
醃製蔬菜類	榨菜、梅菜、鹹酸菜、醬瓜等罐頭蔬菜
加工醃製的魚、肉類	臘腸、臘肉、臘鴨、鹽焗雞、醬油雞、燒味、滷味、火腿、醃肉、鹹魚。 罐頭食品類：家禽、肉醬、肉類、沙丁魚、豆豉鯪魚。 蛋類：鹹蛋、皮蛋。
五穀類	鹹餅乾、即食麪之調味品。
飲品	好立克、朱古力、雞精、罐裝飲品。

點心、零食及調味品	點心及零食：燒賣、叉燒包、蝦餃、蘿蔔糕、薯條、蝦條等。 調味品：鹽、蠔油、茄汁、醬油、味精。

III. 低鹽技巧

很多人已經習慣了重口味的飲食習慣，短時間裏採取低鹽飲食會覺得味同嚼蠟，難以下嚥。以下一些建議既可以做到低鹽飲食，又不失好味道。

- 新鮮食材：使用新鮮食材便不用加入很多調味品，如可以清水煮青菜，吃原味。煮湯儘量使用天然食物，如冬菇、海帶、魚乾、紫菜等，這些食材比較清淡也有其獨特風味，較容易被接受。不過如有腎功能差而血鉀偏高者則需要慎用。

- 集中加鹽：如果一餐會吃多於一道菜，可以把鹽只集中下到一道菜中，其他不加鹽或少鹽。

- 去湯：少喝湯，特別是菜湯和在外進餐時的麪湯。

- 烹後撒鹽：做菜時先不要放鹽，起鍋時才把鹽直接灑在菜上，減少鹽的用量。

- 醬油加水稀釋：使用低鹽調味品，如用醬油代替鹽，或將醬油加水稀釋後用以蘸食物吃，但需要注意避免既用醬油又用鹽。

- 做菜時使用定量的小鹽勺，避免使用大鹽勺。

- 減少外出用餐的次數。

- 改變高鹽飲食習慣，如：少吃醃製品，避免早餐吃粥、吃饅頭時加太多鹹菜或腐乳等。

• 避免零食：捨棄經常吃鹹魚乾、魷魚絲等零食的習慣，培養吃新鮮蔬菜及適量水果的習慣。

• 改變調味品，如炒菜時不放鹽，可加醋、生薑、大蒜、辣椒、胡椒、芥末、八角、檸檬汁、五香粉等調味，有時還可用香草、紫蘇、薄荷等。既可增加風味，不影響食慾，又能減少食鹽量。

2. 低脂飲食

I. 合理低脂

高血壓對血管有嚴重影響，最終會導致血管硬化，如果患者合併有高脂血脂，更加劇損害血管。飲食油脂過多，除了會因脂肪堆積導致肥胖以外，還會增加飽和脂肪酸攝入量，使人體氧化負擔過重，一氧化氮生物活性降低，導致血壓增高及損害血管。

低脂飲食是指飲食以低油脂成主，原則是「素多葷少，多果蔬、少肉」，注意多攝取五穀雜糧、薯類和各類新鮮蔬菜水果等。具體來説，每人每天植物油攝入量應不超過 25 克。低脂飲食除了要控制脂肪用量，還要注意烹調時油溫不要太高，以免產生有害物質。植物油最好選擇不飽和脂肪酸含量較高的，如大豆油、粟米油、葵花籽油、橄欖油等。

低脂飲食很重要，但不可絕對化。如果長期攝入不足，則會出現營養失衡。其實脂肪也是機體必需營養素之一，長期攝入不足會損害健康，引起營養不良、免疫力低下、內分泌與代謝紊亂、脂溶性維他命和礦物質缺乏等症狀。

II. 食材選擇

高血壓患者應減少飽和脂肪的攝入量，尤其要減少食用動物性脂肪如豬油、肥肉、牛油、動物皮等。但要注意適當攝入不飽和脂肪酸，尤其是單元不飽和脂肪酸。建議高血壓患者適當攝入富含單元不飽和脂肪酸的橄欖油、大豆油、葵花籽油和堅果類食物等，以及帶魚、吞拿魚、三文魚等魚類。

應對低脂飲食，在選擇肉類時應多選白肉，少選紅肉。白肉通常指魚、家禽類的肉，紅肉通常指豬、牛、羊肉。白肉脂肪含量相對較低，不飽和脂肪酸含量較高，特別是魚類含有的不飽和脂肪酸較多，對於預防血脂異常、高血壓具有重要作用，因此高血壓患者應首選白肉。紅肉，選脂肪少的瘦肉，避免選擇五花肉。另外還要避免進食臘肉、香腸、鹹肉等高鹽的加工肉製品。脂肪含量由高至低分別為豬瘦肉、牛瘦肉、羊瘦肉。

III. 合理烹調

食用肉類時，去皮及肥肉，避免炸、炒、煎、油酥等耗油的烹調方式，宜採煮、蒸、燙、烤、滷、燉等烹調方式，減少油量。合理的烹調方式對減少脂肪的攝入有重要意義。

- **多蒸煮，少煎炒**：烹調方法儘量改用蒸、煮、涼拌，少煎、炒，儘量不要製作油炸食品。在高溫烹調下不僅會破壞食物中的營養成分，還會產生毒素和致癌物。
- **先燉煮，再去油**：肉類用小火燉煮較長時間，可以使脂肪溶入湯中，減少肉中脂肪的含量。同時肉中的膽固醇也會隨脂肪進入湯中。等烹調完畢後，可以將湯中的脂肪撇出，再吃肉喝湯，就可以減少脂肪和膽固醇的攝入。

- **葷素菜，多搭配**：新鮮蔬菜水果是膳食平衡的重要組成部分。蔬菜水果是維他命、礦物質、膳食纖維營養物質的重要來源，水分多能量低。選擇富含膳食纖維的蔬菜與肉類搭配可以降低肉食中的膽固醇，如海帶燉肉、辣椒炒肉等。黃豆中的植物固醇及磷脂可降膽固醇，辣椒中的辣椒素可以減肥。此外，魔芋、木耳、豆腐皮等都是降低膽固醇的好食材。

部分高血壓患者為了減肥，過度進食素食。這不一定必要，因為健康飲食關鍵在於營養均衡。膽固醇是人體細胞膜不可缺少的物質，對維持細胞膜的正常結構、神經的傳導都有重要作用。如長期過度食用素食，而膽固醇攝入過少，可導致營養不均衡，反增加心血管疾病的發病率。

IV. 低脂食物

高血壓患者應選擇低脂食物，常見的低脂食物如下表，包括了一些主食、副食及菜餚類等。

表 7.2　常見低脂食物

食材	功能應用
糙米	含有豐富的纖維和多種維他命，可以促進腸胃蠕動。適合便秘、肥胖、糖尿病者。
薏仁	健脾止瀉、利水消腫、疏筋止痛。

食材	功能應用
黑芝麻	強健筋骨、潤腸通便、黑髮烏鬚、益氣補血。
合桃	斂肺定喘、化痰止咳、潤腸通便、補腎固精。
白果	也稱銀杏。化痰平喘、清濁止帶，可用於小兒氣喘病，或有蛋白尿、婦女白帶、尿頻等。
山藥	固腸胃，止瀉痢，增強呼吸道的抗病能力。
蓮子	固腸止瀉、澀精止帶、益氣力，可用於消化功能不佳、常腹瀉，或婦人經常帶下等疾病。
百合	清心安神、養陰潤肺，適合神經衰弱、常心神不寧者，或咽乾不舒、常乾咳者。
紫菜	化痰軟堅、清熱利尿、養心和血，適合神經衰弱，情緒容易緊張的人。
海帶	清熱潤燥，消腫散結，用於預防動脈硬化，降血壓，治療便秘。

3. 低糖飲食

高血壓患者如果攝入過多糖分，體內就會產生大量熱量，當其超過生理需要時，剩餘部分就會轉化為脂肪儲存在體內。體內過多脂肪堆積，會使身體發胖，而肥胖正是高血壓的一大誘因。

所以，高血壓患者一定要限制糖的攝入，少吃甜點、蛋糕等高糖食物。另外，應該合理減少飲食結構中的碳水化合物總量，並建議每餐進食時，先喝湯或喝水，再吃菜、吃魚、肉類等，最後才吃飯。這樣對穩定餐後血糖及減輕胰島素抵抗等有較好的作用。

減少額外糖分攝入的注意點：

- 不喝含糖飲料。
- 避免進食甜品。
- 烹調時避免加糖。
- 在選購包裝食品時，要先看營養標籤，選擇低糖食品。
- 市面上的普通乳酪含有較多蔗糖，不宜過量食用，應選擇原味乳酪、無糖乳酪。
- 選對烹調方法，降低食物血糖指數，及選擇升糖指數低的食物。[71]

4. 適度補鈣

鈣不僅可以使骨頭強健有力，對軟組織都有益處。適當補鈣可以保持血壓穩定，因為血液中的鈣可以強化、擴張動脈血管，同時還可以增加尿鈉排泄，減輕鈉對血壓的不利影響。

富含鈣的食品首推奶類及乳製品，此外，葵花籽、黃豆、花生、合桃、魚蝦、蒜苗、海帶、紫菜等食物都是補鈣的不錯選擇。維他命 D 是鈣的最佳搭檔，也是重要的代謝調節因子，可以通過調節體內鈣離子的濃度，進而對血壓產生影響。缺乏維他命 D 不利於鈣吸收，會顯著增加患高血壓等心血管疾病的危險。因此，在日常飲食中要注意適量多吃一些富含維他命 D 的食物，如海魚、蘑菇、雞蛋、瘦肉和堅果等。

有些飲食習慣會影響鈣的吸收，如攝入鹽分太多，進食富含草酸的食物，長期大量飲用碳酸飲料、吸煙、飲酒等。另外適當曬太陽能改善鈣代謝。

5. 合理補鉀

體內鉀和鈉的吸收有一定的競爭性。如血鉀適當提高，可以抑制鈉的吸收，並促使鈉從尿液中排出，降低體內鈉含量；同時，還可以對抗鈉對高血壓的不利影響，對血管有防護作用。含鉀高的食物有冬菇、馬鈴薯、橙、香蕉、櫻桃、榴蓮等。腎功能衰竭患者常有血鉀升高，應避免高鉀食物。高血壓患者必要時需要檢查腎功能和血鉀水平以免錯誤補鉀。

另外，有些高血壓患者使用利尿藥以利尿降壓，這樣會使排尿量增多，鉀的流失量增大，易發生低鉀血症，所以，服利尿藥治療高血壓期間，應及時合理補鉀。

6. 適當多吃膳食纖維

膳食纖維具有調節糖類和脂類代謝的作用，能結合膽汁酸，避免其合成膽固醇沉積在血管壁，防止動脈硬化。膳食纖維還能預防便秘，避免因便秘引起的血壓升高。

日常飲食不要吃得過於精細，粗糧富含膳食纖維，要粗細雜糧合理搭配，比如用全麥粉和小麥粉一起蒸饅頭，混合豆類和大米蒸飯、煮粥等。水果；菠菜、芹菜等蔬菜；番薯、芋頭等薯類，都富含膳食纖維，建議適當多吃。在保證食品衞生的情況下可帶皮食用水果，增加膳食纖維的攝入量。

藥膳調養

1. 主食類

高血壓患者的飲食，一般來説應以粗茶淡飯為主，避免進食過多、過鹹、過油等。在主食方面應該多進食粗糧，膳食纖維對高血壓的好處有很多，如改善血管彈性、防止便秘、控制熱量攝入等，這些對控制血壓都有很好的效果。

粗糧的範圍很廣，包括全麥、全稻這種未經精細加工的米和麪，紅豆、綠豆的雜豆類，番薯、紫薯的薯類等。未經精細加工的糙米、全麥麪粉等全穀物，以及粟米、燕麥、小米、薯類、豆類等雜糧，具有較高的營養價值，在日常飲食中應適量攝入。減少油鹽等食物添加品及降低食物升糖指數等，有助於控制血壓。

I. 少加鹽，勿加糖

發酵饅頭、發糕、包子類等主食中，有時會添加鹽，無形中增加了鈉的攝入量，最好少吃這些主食或改用酵母粉來製作。

往粥裏加鹽可使米粥更黏稠、潤滑，但此舉會破壞其中的維他命等營養成分。有人嫌白粥味太淡，喜在粥裏面添加白糖、鹽等調味，這對高血壓患者來説是非常不可取的。

II. 多蒸煮，少煎炸

主食如麪類、薯類等宜以蒸煮為主，避免煎炒。少吃油條、蔥油餅等煎炸類食物。薯類在烹煮時避免調味水煮，推薦採取蒸、清水煮、烤等方式，比如烤紅薯、蒸馬鈴薯等方式，這樣能減低食物的升糖指數及減少油鹽等食物添加品。

III. 宜多樣，勿單一

高血壓患者在製作主食時，避免進食單純的白饅頭、白飯，最好加蕎麥麪、小米麪、糙米、紅豆、綠豆等雜糧，這樣能降低食物的升糖指數，有利於控制血壓。

2. 蔬菜類

高血壓患者應多吃蔬菜。各種蔬菜雖各有長處，但都大同小異，很多家常菜如白菜、青菜、蘿蔔等多數都能吃，食用蔬菜關鍵點在於多樣化、合理烹煮，尤其注意低鹽，根據體質及病症特點選擇蔬菜及注意烹煮方式。

如脾胃虛寒，容易胃痛、腹瀉者，則寒涼類蔬菜如白蘿蔔、苦瓜等儘量少些，或在烹煮時可加生薑。如腎衰竭血鉀升高者，則要適當減少蔬菜，且烹煮時宜水煮後去湯食用，這樣能減少鉀的吸收。

表 7.3　適合高血壓患者的常見蔬菜

蔬菜	功效
冬瓜	利水消腫、清熱生津，適合小便不利，容易水腫和肥胖者。
苦瓜	清熱解毒、生津止渴，適合易上火者，如火氣大、便秘、口臭等。

蔬菜	功效
大白菜	清熱退火。易上火者，虛寒、寒性體質者少食用，若愛吃可多加一些生薑。
豆芽	富含維他命，營養豐富。
韭菜	溫中補虛、促進食慾，適合體力不濟者。
青蔥	散寒解表、通陽氣、預防感冒，適合手腳冰冷容易感冒者。
西芹	平肝降壓、清熱利尿、消脂，適合體胖血壓或血脂高者。
蘆筍	清熱退火。
洋蔥	助消化吸收，促進食慾，消除疲勞，增強體力，去除魚肉的腥味。
番茄	助消化，防便秘，胃酸過多者不宜生吃過多，容易造成胃痛。
蘿蔔	寬中下氣、消積化滯，適合血脂肪過高、習慣性便秘或有脂肪肝的人。
金針	補血安神，適合貧血和有神經衰弱者。
黑木耳	防便秘，尤其適合防治高脂血症、血管硬化者。
白木耳	養陰潤肺，適合常聲啞或咽乾咳嗽者。
菇類	如香菇、洋菇、金菇、蘑菇等。富含多糖體，能提高身體免疫力，改善虛弱體質。
竹笙	改善虛弱體質，適合虛弱和肥胖體質者。
蒟蒻	清胃通便，低熱量及低升糖指數，適合肥胖、糖尿病及高血脂者。
豆腐、腐竹	清熱，蛋白高，營養豐富而能量低。

3. 湯水與食療

芹菜、芋類、苦瓜、黃瓜、綠豆、黑木耳、洋蔥、海帶等都可根據個人的習慣製作成食療湯水。

表 7.4　常用於高血壓的湯水與食療

湯水與食療名稱	食材
雪耳羹	乾雪耳、雞蛋。
薏米冬瓜瘦肉湯	豬瘦肉、冬瓜、薏米。
苦瓜粟米番茄瘦肉湯	苦瓜、番茄、豬瘦肉、粟米。
香菇雪耳肉絲湯	豬瘦肉、鮮香菇、乾雪耳、雞蛋。
海帶排骨湯	豬排骨、水發海帶。
合掌瓜小玉米瘦肉湯	合掌瓜、小玉米、豬瘦肉
鯽魚白蘿蔔湯	鯽魚、白蘿蔔
芹菜豆腐肉絲湯	芹菜、豆腐、肉絲
黃豆燜瘦肉	黃豆、豬瘦肉。
蘿蔔木耳炒瘦肉	蘿蔔、水發木耳、豬瘦肉。
清炒西蘭花	西蘭花、蘿蔔。

4. 適當進食水果

鼓勵高血壓患者適當進食水果，水果含鉀高，可排除體內多餘鹽分及抑制腎素的活性，有助降低血壓。高血壓病人常合併便秘，適當進食水果常可預防便秘，避免因而誘發心腦血管意外等。很多水果都適合高血壓患者，例如香蕉、柚子、奇異果、橘子、葡萄等，高血壓患者食用都有益健康。但要注意如有胃腸不適、糖尿病或有腎功能不全合併高鉀血症者，則不宜進食過量。

5. 合理飲水

一般來説，健康的人每天的尿量約 2,000 毫升，若天熱溫度約 30°C 時，每天會多流失 1,000 毫升水分，所以應補充 3,000 毫升左右的水。如果天氣涼爽或者長時間呆在冷氣房內出汗甚少，則需要減飲水量。另外也可以小便是否色清，作為評價一天喝水量是否足夠的粗略指標。

運動、出汗後應多飲水，以免尿液過分濃縮，尿液中晶體沉積。雖然果汁、湯和牛奶都能作為輔助飲料，但是清水仍然是補充身體水分的最好選擇。夏天天熱，出汗多，應多喝水。很多人平時不注意喝水，出汗又多，尿液濃縮，尿液中的一些結晶體，容易沉積產生結石。

缺水還容易導致血液黏稠，在血流減慢的情況下容易導致血栓形成。有的患者早上血壓特別高，其中之一的原因就是因晚上少飲水而導致血黏度大，血管阻力增高，因而起牀時血壓偏高。晚上適當增加飲水量，則能改善這部分患者的晨起高血壓。

另外，高血壓患者劇烈運動後要特別注意飲水，運動會產生熱能，體內的器官處於比平時熱能多的「高熱」之中。此時如飲用冷水，會使胃、腸等器官及其血管遇冷而急劇收縮，很容易引起消化系統的不適，可能會誘發胃腸痙攣、腹瀉、嘔吐等胃腸道疾病；對心臟、腎臟也有一定的損傷。同樣需要避免進食冰西瓜、冰淇淋、冰飲料等。運動後應稍事休息，擦擦汗，洗澡，再喝溫水，而且一次不宜喝得太多。

硬水所富含的鈣、鎂離子是參與血管平滑肌細胞舒縮功能的重要物質，如果缺乏，易使血管發生痙攣，引致血壓升高。因此，有時可適當飲用天然礦泉水。但一般飲用溫開水就可以了，過多的硬水加重了腎結石的可能。

6. 合理茶飲

適當喝茶有益健康，對高血壓有益。茶葉中含有茶多酚可以增強血管彈性，能降低血液中膽固醇、血脂濃度、甘油三酯及低密度脂蛋白。茶葉中含有少量茶堿、黃嘌呤，其利尿作用對治療高血壓有利；維他命等能防止動脈硬化；鞣酸有消食和解油膩的作用。

但另一方面，茶葉中含有咖啡因等物質，能使心率增快，心臟輸出量增加而引起血壓升高。生活中有些人飲茶後有頭暈頭痛的反應，可能就是血壓升高導致的。因此，高血壓患者忌喝濃茶，尤其是高濃度紅茶。紅茶中所含的茶堿最高，可以引起大腦興奮、失眠等，可加重升高血壓。如果有睡眠障礙者，一般來説避免晚上喝茶，以免影響睡眠質素。在各類茶葉中綠茶咖啡因含量最低，茶多酚較多，高血壓患者可適當飲一些綠茶，但不要喝濃茶。咖啡因會使血壓上升，若加上情緒緊張，對高血壓患者來説就更危險了。在工作壓力、不良情緒的作用下，咖啡因會把血壓推高至有損健康的程度。高血壓患者喝富含咖啡因的飲料，例如咖啡時，要慎重，避免在工作壓力、情緒緊張的時候喝。

藥茶

適當飲用針對高血壓及合併症的茶飲，有助緩解高血壓症狀、及改善血管狀態。但這一類茶飲多數偏涼，對於脾胃功能虛弱，易腹瀉者，或胃酸多者均不宜。或選用時，一般建議諮詢主診中醫師意見。

I. 杞菊山楂茶

【成分】枸杞子 10 克、菊花 15 克、決明子 5 克、山楂 15 克、綠茶 10 克。

【製作】以開水沖泡，代茶飲用。

【功用】清肝明目。可用於高血壓伴眼乾目澀、頭暈、頭痛者。

II. 銀杏丹參酸竹茶

【成分】銀杏葉 6 克、丹參 30 克、酸棗仁 10 克、玉竹 15 克。

【製作】以開水沖泡，蓋上杯蓋，悶 30 分鐘後代茶飲。

【功用】活血化瘀、養心安神。用於高血壓伴睡眠差、心煩不安者。

III. 夏枯草決明子茶

【成分】夏枯草 10 克、炒決明子 10 克、綠茶 5 克。

【製作】以開水沖泡，加杯蓋悶 15 分鐘，代茶飲，一般可沖泡 3-5 次。

【功用】清肝明目、潤腸通便。可用於高血壓患者，症狀有經常面色發紅、頭腦脹痛、目赤口苦、急躁易怒、尿黃便秘者。

IV. 三七飲

【成分】三七粉 3 克。

【製作】清水快速洗乾淨三七，用乾淨布抹乾後曬乾，研碎成細粉，每日 3 克，用溫開水沖服。

【功用】活血化瘀通絡。適合於患有高血壓、高血脂、心腦血管病病者。

V. 四味飲

【成分】三七、西洋參、石斛、人參各 1 克

【製作】以上中藥各等分，粉碎成極細末，每次服用 3 克、每日 1-2 次。溫水飯前沖服。

【功用】益氣養陰活血。改善血瘀狀態，減少高血壓、糖尿病併發症。

VI. 山楂杜仲三七參棗茶

【成分】山楂 10 克、杜仲 10 克、三七 5 克、西洋參 10 克、酸棗仁 15 克。

【製作】把以上藥材放在砂鍋中，煮開並保持沸騰 5 分鐘。然後反覆沖開水，當茶喝。

【功用】補肝腎，強筋骨，益氣養陰，養心安神。用於老人高血壓患者身痛乏力、口乾、睡眠難安。

VII. 菊槐茶

【成分】菊花 10 克、槐花 10 克、綠茶 3 克。

【製作】三味共放茶杯內，沖入沸水，加蓋浸泡 10 分鐘即可。

【功用】平肝祛風、清火。適合早期高血壓引起的頭痛、頭暈。

VIII. 桑葉羅布麻茶

【成分】桑葉 15 克、羅布麻 10 克。

【製作】藥以沸水沖泡 15 分鐘後即可飲用。代茶飲。

【功用】清熱平肝。適用於高血壓伴頭暈目眩、煩躁不安，屬肝陽上亢者。

IV. 西洋參枸杞寄生茶

【成分】西洋參 15 克、枸杞子 15 克、桑寄生 30 克。

【製作】水煎代茶飲。

【功用】補肝腎、強筋骨、通便。用於高血壓因肝腎不足導致腰膝酸痛、頭暈目眩、雙目乾澀、視物模糊、大便偏乾者。

八、改善日常生活方式

循證醫學是強調證據的醫學，強調個體化原則，這與中醫所説的辨證施治、辨證護理、辨證飲食等觀點是一致的。

高血壓是長期病，在管理疾病的過程中，難免牽涉忌口或飲食上的限制。循證調護的宗旨在於培養一種習慣，一種有益健康的習慣，包括合理節制的飲食習慣、持之以恆的運動習慣、心平氣和的性格習慣、規範系統的就醫習慣等等。所謂「少成若天性，習慣成自然」。

高血壓如果該用藥而不用，或過早、過度地使用各種降壓藥，而忽視了生活方式的改變是不全面甚至是錯誤的治療方式。高血壓的控制應將關注重點從藥物治療，轉至更加注重生活方式的改變，如減肥、減少鹽的攝入量、戒煙、戒酒、合理增加運動量等。

健康與疾病都由習慣而起

某患者因長期高血壓、糖尿病等導致腎功能衰竭前來就診。經過治療症狀明顯改善，體能轉佳，建議其太太前來就診。他的太太平時工作繁多，食無定時，遲晚餐，有時宵夜多。經檢查她逐漸步入高血壓的隊伍，同時兒子都很肥胖，她指家人的飲食習慣都過度油膩厚味，增加了全家患上高血壓的風險。

另一患者得了腎衰竭住院已經進行透析治療，詢問能否以服用中藥代替透析治療。會診並分析病情，本人認為需繼續維持透析治療。患者聽後表示理解和接受。

透析確實比較辛苦、花費時間、影響工作但患者明白腎衰晚期都需要作透析治療，詢問了中醫師意見知道仍需繼續，他便不再疑慮，專心接受透析，並學習把它逐漸當成習慣。我們應該主動養成健康的生活習慣，並接受現實需要，避免被動地形成原本可避免疾病的習慣。

作息有序

《素問・上古天真論》曰：「法於陰陽，和於術數，食飲有節，起居有常，不妄作勞，故能形與神俱」。故養生應順應四時陰陽變化，寒熱有時、起居有常、飲食有節、勞動有度。避免過早或過遲睡覺，也避免過早起牀。

長者晨起時，應特別注意一些防範的動作，避免出現體位性低血壓而造成意外。一般建議醒來睜開眼後，平臥一分鐘。在牀上坐一分鐘。雙腿下垂牀沿坐一分鐘站穩後再行走。

儘早戒煙

吸煙對血壓的影響很大，因為煙草中的尼古丁、煙焦油、一氧化碳、氨及芳香化合物等有害成分會進入體內，長期吸煙會逐步造成內皮細胞受損，腎上腺素分泌增加，使血壓升高。此外，香煙中的一些化學成分還有收縮血管等效應，導致血壓進一步升高。

對於高血壓患者，煙草還會使機體對降壓藥物的敏感性明顯降低，抗高血壓藥物治療不易獲得理想效果。即使加大用藥量，治療效果也比不吸煙者差。因此，高血壓患者應及早戒煙。以下是一些戒煙技巧：

- 犯煙癮的時候，可以刷牙、吃口香糖、喝水等方式來緩解煙癮。
- 為自己安排一些喜歡的體育活動，如游泳、跑步、釣魚、打球等，既可以緩解壓力，又可以轉移注意力。
- 丟棄和吸煙相關的東西，如香煙、煙灰缸、火柴、打火機等。避免見到這些引起吸煙欲望的物品。

煙對血壓的影響很大，戒煙要及時，還要注意避免吸二手煙及戒除電子煙。

表 8.1 吸煙對身體的害處

作用靶點	機制
刺激交感神經系統	釋放兒茶酚胺，導致心跳增快、血管收縮血壓升高。
尼古丁影響循環系統	心跳加快、血管收縮，血壓升高。
尼古丁導致動脈收縮	小動脈平滑肌變性，小動脈硬化，血壓升高。
損傷血管內皮細胞	血管壁毛糙，血栓形成，血管硬化、堵塞。
直接作用心臟	冠心病、猝死機率增高。

鎘具有很強的生物毒性，它可通過吸煙、飲食、呼吸等方式進入人體，並在體內積累，造成機體損傷。鎘在人體內積累後不但能導致骨骼畸形、腎臟損傷和癌症的發生，而且還會造成機體脂代謝紊亂，引致心腦血管疾病的發生。

儘量戒酒

酒不僅會使血壓升高，還會增加熱量的攝入，增加體重。飲酒量與血壓水平成正相關，飲酒越多者，血壓水平就越高，尤其是收縮壓。酒精還會降低抗高血壓藥物的療效，過多的酒精還會傷肝，因此高血壓患者，尤其已經服用降壓藥治療者，宜及時戒酒。

另外，酒還會影響降壓藥物的降壓作用，臨床觀察到即使少量飲酒，對血壓的控制及整體的健康都極為不利，因此，如果血壓升高，不論是否控制良好，都建議儘量戒酒。

心理調護

《黃帝內經》云：「恬淡虛無，精神內守，病安從來」，也就是保持心境的平淡與寧靜，則能預防疾病。孫思邈《備急千金要方》曰：「善養性者則治未病之病」。為了保持良好的心境，古人總結出不少行之有效的方法：

1. 仁者壽

仁者壽的意思就是懷有仁愛之心，胸懷寬廣的人容易長壽。仁是孔子思想的核心內容，「仁」的基本思想是「己所不欲，勿施於人」、「己欲立而立人，己欲達而達人」。「仁」以「泛愛從眾」為宗旨，仁者，因其心境常處於欣慰和寬鬆狀態，而非處於憤恨、懊惱和作奸犯科後的恐懼之中。故子曰：「君子坦蕩蕩，小人長戚戚」。

2. 德為本

德的涵義是很廣的，荀子《勸學篇》：「積善成德」，指德的核心是做善事。具有較高的道德水平對健身祛病無疑是有益的。《黃帝內經・上古天真論》認為，按人類自然壽命，可以「春秋皆度百歲而動作不衰」。要做到這一點，則應遵循一些養生原則，其中最重要的一個環節是修養德性，德全身體才能健全。

3. 意志堅

高血壓的治療除了藥物治療之外，還要堅持基礎治療，包括持之以恆的飲食控制和合理運動等。這很大程度上由患者的意志決定，包括選擇健康的生活方式。但有時很多人因為忙碌而無法實現。

高血壓多發於年富力強的中年人，因忙碌而忽視健康者確實非常普遍。香港大學佛學研究中心衍空法師曾對「忙」作了精闢的解釋，認為人不可「忙」，因為「忙」字的漢字結構是豎心旁加上一個「亡」字，「忙」意味着「心死」。

4. 情志調

應激類生活事件在腦中風的發生、發展和預後過程中起着重要作用。應激類生活事件如親友亡故、外傷、失業、家庭糾紛等，都極易導致嚴重的應激反應而引發心腦血管意外。健康的心理質素可緩解應激事件誘發高血壓急性事件，如腦中風、心肌梗死等危險。

家人支持

沒有家屬的理解和支持，高血壓患者的高血壓防治不易獲得最佳效果。家人對待高血壓病要避免兩種極端態度，其一是不聞不問，放任自流；其二是過於苛求，緊張兮兮。高血壓是一種生活方式病，很大程度上與飲食有關，家人一定要了解親人的健康情況，就診時儘量陪診，多了解疾病預防與調理的知識與技巧，才能在飲食、運動、作息等方面協助患者。

長期的高血壓容易令患者產生不良情緒，造成血壓的波動。家屬應該多提點病人以健康為上。家屬應幫助患者養成規律的生活習慣，注意合理飲食、勞逸結合，保證充足的睡眠等。這些措施有助調節血管張力、降低血管的緊張度、減輕微血管痙攣等，有助血壓的下降。

高血壓是一種慢性病，需長期治療，必須按醫囑堅持服藥。只有持之以恒，才能控制血壓，減少併發症。家屬應督促患者按醫囑服藥，未得醫師指導，不得擅自更改用藥時間，加量、減量或停藥等。如血壓波動，應立即就診。

適當運動

孫思邈在《千金翼方》指出：「動則不衰，用則不退」，適當運動促進全身氣血運行，肝氣條達，脾氣健運，無痰濕之阻，從而達到調節臟腑，祛病延年的目的。適當的運動可改善高血壓及其預後，不合理的運動可能加重病情。

血管內皮功能障礙是高血壓發生、發展的重要機制。已有研究證實，有氧運動能改善高血壓人血管內皮功能，使血管張力下降，血壓降低。

運動的好處

運動不僅可預防和治療高血壓、心臟病等慢性病，且可促進身心健康、提高生活品質。病人應根據具體情況加強體育鍛煉，並持之以恆。

表 8.2　運動對高血壓患者的好處

運動的益處	具體功效
改善心情	對焦慮、抑鬱等情緒有較好的紓緩作用，可減少壓力，改善負面情緒。
改善身體狀態	如控制體重、強壯肌肉及骨骼、改善皮膚的功能，改善腦力。
降低血壓	有效降低中青年高血壓患者的血壓。
提高心肺功能	改善中年高血壓患者的心肺功能。
提高生活品質	增強免疫功能，提高體能狀態，減少老年患者感染疾病的機會。
減少對藥物的依賴	減少用藥，減少藥物的副作用。

運動的注意事項

運動形式多種多樣，高血壓患者可根據個人的體能狀態、興趣愛好及時間安排等選擇。運動需量力而行和循序漸進，忌進行超過體能的運動。老年高血壓患者如果一般狀態差、體質差或有其他嚴重併發症者，不可勉強運動，以免發生意外。

合理運動對穩定血壓有很好的作用；不恰當的運動可能導致身體受傷，甚至出現危險。一般來説，剛確診的輕微高血壓患者，運動一般無特殊限制。但未能有效控制嚴重高血壓的患者、高血壓長者，或兼有嚴重肥胖者等，在選擇運動時均需留意，不可過量。如有下列情況者，通常不宜進行運動量大的運動：

- 血壓過高未得到合理控制者，如血壓大於160/100mmHg，或血壓不穩定時都不宜進行劇烈運動。可選擇散步等較低強度的活動。
- 出現嚴重併發症者，如：眼底出血、較嚴重的腎功能不全、較嚴重的心衰等。
- 年紀大、一般狀態差的患者，或有其他明顯的合併症，如關節嚴重退行性病變等。

表 8.3　不宜劇烈運動的病症

不宜劇烈運動的疾患	勉強運動可能引致的後果
未能有效控制的嚴重高血壓	令血壓更高，可能誘發腦血管意外。
心功能差	誘發心衰、猝死。
頭暈、頸動脈硬化	可導致暈厥。

不宜劇烈運動的疾患	勉強運動可能引致的後果
眼底病變	誘發或加重眼底出血。
嚴重肥胖	加重心臟負擔，誘發心衰。
中風腦充血	加重腦出血。

運動方式

1. 有氧運動

有氧運動也叫做有氧代謝運動，是指人體在氧氣充分供應的情況下進行的體育鍛煉。包括步行、慢跑、快步走、踏單車、太極，八段錦、體操、游泳等。

進行有氧運動後，多數情況下血壓會降到靜息血壓水平以下，這種生理反應被稱為運動後血壓降低。運動後血壓降低可持續 24 小時左右。與抗阻運動相比，有氧運動的好處在於可提升氧氣的攝取量，能更好地消耗體內多餘的熱量。特點是強度低、持續時間較長。要求每次鍛煉的時間不少於一小時，每週堅持三到五次。通過這種鍛煉，氧氣能充分酵解體內的糖分，還可消耗體內脂肪，增強和改善心肺功能，預防骨質疏鬆，調節心理和精神狀態，是健身的主要運動方式。雖然有氧運動是高血壓患者的首選運動方式，但由於時間限制，許多患者尤其是年輕患者較少堅持運動。

2017 年《美國成人高血壓相關指南》及 2018 年新修訂的〈中國高血壓防治指南〉都推薦有氧運動作為高血壓的治療方式。

2. 抗阻運動

抗阻運動指肌肉在克服外來阻力時進行的主動運動。抗阻運動能恢復和發展肌力，廣泛應用於各種原因所致的肌肉萎縮。訓練方法有操練杠鈴或啞鈴、俯臥撐、使用健身器械和拉彈力帶等，適用於不宜進行劇烈運動的高血壓患者。

運動血壓

正常情況下，隨着運動量增加，心輸出量增加，收縮壓隨之升高，而舒張壓通常保持不變或僅有輕度降低。在標準空中腳踏車試驗中已經定義出運動收縮壓的上限是 180mmHg，且非年齡依賴性。運動後，收縮壓通常會在六分鐘內下降至靜息水平，並且可能保持低於運動前水平達數小時。

運動時血壓升高不明顯有可能是無症狀主動脈弓縮窄。[72] 個別患者在運動後血壓不但不上升，且血壓下降，甚至出現手足冰冷現象，多屬於心血不足等情況，應及時就診。

運動前後的保護措施

一般的體力活動可增加能量消耗，對健康十分有益。定期的體育鍛煉可產生重要的治療作用，如可降低血壓、改善糖代謝等。建議每天應進行 30 分鐘適當的體力活動，每週應有一次以上的有氧體育鍛煉，如步行、慢跑、騎車、游泳、做健美操、跳舞和非比賽性划船等。

典型的體力活動計劃包括三個階段：

- 開始運動前 5-10 分鐘的輕度熱身活動。
- 進行 20-30 分鐘的耐力活動或有氧運動。
- 放鬆階段，約 5 分鐘，逐漸減少用力，使心腦血管系統的反應和身體產熱功能逐漸穩定下來。運動的形式和運動量可根據個人的興趣及身體狀況而定。

改善肺功能的運動

1. 普通運動

合理運動大多有助改善氣血運行，舒暢情志，提高心肺等器官的功能狀態，改善身體抵抗力。

簡單的運動不需要甚麼特殊條件，也不需要很大的場所，比如練習八段錦、太極、易筋經等。這些運動簡單易學，十分方便，易於堅持。如有條件可進行一些戶外運動，不同體質和年齡可進行不同的運動，體質好的、年輕的，運動量可較大，如行山；年長或體質差者運動量不宜過大，可選擇慢跑、快步走等。

戶外鍛煉心肺功能的運動，可以根據體質狀態等選擇：

中高強度運動：如快跑、長跑、跳繩、踏單車、多種球類活動、行山等。

中低強度運動：家務、慢跑、快步走、八段錦、健身操、太極等。

改善心肺的運動，貴在堅持。但對於體能差或心肺功能低者，特別注意運動要適度，不可過度，否則易生危險。

何謂適當運動：

• 要選擇自己能做得到的運動，運動時不覺得太辛苦，還能如常説話。

說話測試：

輕鬆程度運動：運動時能唱歌

中等程度運動：運動時能如常説話

劇烈程度運動：運動時氣喘不能如常講話

• 活動後不覺得十分疲勞，第二天就能恢復正常狀態。

• 運動後的心率不要超過「170 - 歲數」，如一位 60 歲的人士，運動後的心率在 110 次（170 - 60 = 110）以內，便屬於適當運動範圍。

• 世界衞生組織建議，每天進行 30 分鐘以上中等強度運動，一週至少五天。

2. 改善心肺功能的運動

一般運動有助改善心肺功能，關鍵在於是否持之以恆。例如做體操時的擴胸和跳躍等動作，便是很好的運動。以下推介三個簡單動作可在家中鍛煉心肺功能，強度由輕到重，動作的快慢因人而異，持之以恆，必有成效。

動作一　合十舉臂（強度：初級）

• 自然站立，兩足平開與肩同寬，身體挺直放鬆，收腹，表情自然，雙目平視，口齒輕閉，呼吸均勻。

• 起式為雙掌合十緊貼胸前，然後緩緩舉向頭頂。

- 手掌打開，掌心向外，再向左右兩側分開，並向下畫圓，再合十，提起向上，緊貼胸前如起式狀態。
- 雙手合十向上時，抬頭，眼隨手動。雙手向外畫圓時，頭部回正，平視。
- 運動後，立正，放鬆，深呼吸 5 次。
- 每天可做 2 組，每組 10 次。
- 注意需按個人具體體質情況運動，動作可快可慢。站立不穩者則可以坐姿進行。

動作二　原地跑（強度：中級）

- 須穿上運動鞋，保護腳掌。
- 原地跑。
- 每天 1 次，每次 20-30 分鐘。
- 跑步的頻率，按個人體能狀態而定，年輕、耐受力好的，可快跑；年紀大、體能差的宜慢跑。
- 運動後，立正，放鬆，深呼吸 10 次。
- 在運動過程中，如有不適應立即停止。嚴重肥胖、心肺功能特別差者不宜。

動作三　徒手跳繩（強度：高級）

- 須穿上運動鞋，保護腳掌。
- 模擬跳繩姿勢，雙手擺動（雙手由前往後擺動 6 次，然後由後往前擺動 6 次，互相交替），雙腳交替跳起。每次 10 分鐘。
- 運動快慢，按個人體能狀態而定。
- 運動後，立正，放鬆，深呼吸 10 次。

- 在運動中，如有不適，須立即停止；嚴重肥胖、心肺功能差、氣管炎、骨質疏鬆及長者不宜。一般建議每天 3 次。

九、注意事項與高血壓的預後

高血壓患者如何避免發生意外？

無論高血壓患者是否有症狀，如果未能有效控制血壓並持續增高，有可能導致不同類型的心臟病變，如心室肥厚與心衰、心律失常、心肌梗塞等。早期有效控制血壓，這些併發症就有機會減少。

清晨早上六時至十時之間，是高血壓患者的危險時刻，血壓會達到一天中的最高峰值，也就是臨床上所說的「晨峰值」，很容易誘發心腦血管意外。因此，年長的高血壓患者晨醒時動作要和緩，勿太着急，避免進行劇烈運動，或情緒激動。起牀動作要緩慢，避免過早出門運動。

血壓控制不佳者，尤其是長者，要避免低頭彎腰，尤其是彎腰提重物。因為頭部突然低於心臟時，會有大量血液流向腦部，如果彎腰提重物，會使腦部血壓突然增高，如果腦部某些血管有薄弱之處，可引致腦出血。

患者可在睡前適當增加飲水量，能改善血液黏度，減少血栓形成的機會。還要預防運動意外，避免進行一些快速跑跳、激烈競賽、頭部位置反覆變換的運動。如倒立等頭部移位的動作會使血液向頭部湧去，引起腦出血。

高血壓的三級預防與中醫治未病

一旦確診高血壓之後，要定期覆診。即使血壓十分穩定正常，沒有明顯的臨床症狀，也要認真對待，不可視而不見，聽之任之；也不必茫然緊張，不知所措。

一級預防

主要針對高血壓的高危人羣或普通成年人，建議改變生活方式，消除高血壓的危險因素。控制體重或減肥，戒煙，嚴格限酒，避免飲食過鹹，合理運動，注意生活起居規律，避免工作過度勞累、壓力過大及熬夜等。以上改善生活方式的建議相當於中醫治未病理論的「未病先防」，強調要規避病邪、攝身自養，來預防疾病的發生。

二級預防

主要針對已經診斷為高血壓的早期患者。通過多種必要的檢查，早發現、早診斷和早治療。期望通過合理、及時、有效的措施，防止病情進展或使病情逆轉。這時期治療的重點仍強調基礎治療，合理運動與飲食及必要的藥物治療，除了將血壓維持在合理範圍，還要重視血脂、血糖等合併症的控制。此相當於中醫治未病理論的「欲病救萌」，強調防微杜漸，早期應對。

三級預防

主要針對患高血壓病多年，尤其是血壓控制不佳，或已經有不同程度的併發症，採取各種積極有效的措施，防止進一步惡化或產生嚴重併發症，或出現其他意外，降低致殘率及死亡率。血壓升高或過低，血壓波動大；出現眼花，頭暈，噁心嘔吐，視物不清，偏癱，失語，意識障礙，呼吸困難，肢體乏力等須立即到醫院就醫。此相當於中醫治未病理論的「既病防變」、「瘥後防復」等，疾病如已較嚴重，應防止發生其他變證或病情反覆而惡化。

自我測量與記錄

高血壓患者需要重視自行測量血壓，測量的次數依患者年齡、身體狀態、血壓波動等情況而定。病情輕且穩定者可每週一至兩次，病情不穩定或血壓波動大者應多次測量。覆診前七天，最少三天連續量度。覆診當日早上測量一次。

量度血壓時，建議測量二至三次，每次相隔一至兩分鐘，測量後記錄資料。如果血壓特別高或低，應在備註欄記錄可能原因，或有併發胸悶、心悸、氣喘等症狀，也應記錄。

表 9.1　血壓記錄參考表

日期	時間	收縮壓	舒張壓	脈搏	備註
	上午				
	下午				
	上午				
	下午				
	上午				
	下午				
	上午				
	下午				
	上午				
	下午				
	上午				
	下午				
	上午				
	下午				
覆診當日					
	上午				
	下午				

預後分析

高血壓是常見病和多發病，大多數是原發性高血壓，而且是終生疾病。高血壓的預後取決於血壓及相關狀態的控制情況。有的病人高血壓數十年卻沒有甚麼大問題；有的高血壓幾年就出事了。

中風、腎衰、心衰等嚴重併發症，與血壓控制好壞有密切關係。血壓控制良好，有效防範各種併發症及合併症，則預後良好，雖有高血壓，也能健康長壽。

平日不重視血壓控制，不注重健康的生活方式，不戒煙酒，性情急躁等危險因素越多，靶器官的損害程度就越大，併發症也出現得越早。一旦出現與心、腦、腎等器官有關的嚴重併發症，會導致嚴重後果，而且多數難以長壽，即使患者長壽，也不健康，生活質量差。

短時間的緊急血壓升高可導致腦出血等嚴重併發症。長期血壓升高則會造成血管內皮細胞的損傷，吸煙也會造成血管內皮細胞的損傷。血壓進一步升高會造成內膜甚至中層斷裂。一旦出現這些情況，血液會在受損處出現沉積，久之則可能造成血管堵塞，引起腦梗塞、心肌梗塞、腎衰等。

表 9.2　高血壓的預後分析

預後	分析
早治康復，生活調養莫放棄	早期診斷、早期治療，並強調改善生活方式。血壓或可恢復正常，無特殊不適，但平時需要注意調養覆查。多數患者有此狀況。
病猶無病，合理治療可長壽	血壓雖升高，但合理應對，性情平和、飲食不鹹、戒煙戒酒，雖病卻無明顯其他併發症與合併症，可健康長壽。多數患者有此狀況。

預後	分析
逃過劫難，帶病延年靠意志	有些患者或者初期沒發現患上高血壓，或沒有合理控制，結果出現心肌梗塞、輕微中風等。搶救後從此遵從嚴格醫治方案，合理調養，可康復，與病共存。這種例子不少。
暴病身亡，今生無緣再後悔	平時血壓高，不理不睬，或為事業無暇理睬，或性情急躁不聽勸告；或長期自認為健康而不就診，或就診卻不聽醫囑等。可能血壓驟升，或引發中風或心肌梗塞，搶救不及，撒手人寰，來不及後悔。這是極少部分的例子。
劫後殘生，此恨綿綿無絕期	高血壓無合理控制，或久病貽誤，出現慢性併發症，如腎衰、中風後遺症等，嚴重影響日常生活質量。這是少部分的例子。

結語　改變生活方式，合理控制血壓
——給剛發現血壓升高的朋友的一封信

2013 年有親人來訪，順便進行血壓測試，發現血壓明顯升高。本人囑咐他定期檢查血壓，後獲知平日血壓仍高。由於不常見面，又知其性格暴躁，工作繁多，故寫一信寄出，希望對他有所幫助。事隔多年，親人按照信件內容實踐控制血壓，現血壓穩定正常，無其他不適。體檢一切正常。

平常很多親友通過種種渠道聯絡我，諮詢有關血壓、血糖、痛風、腎病等健康問題，由於叮囑親友的信件內容具有一定的代表性，故附錄於此，作為本書的結語，供有需要的朋友參考，也藉此祝福天下讀者朋友平安健康。

尊敬的高先生：

您好！

意外發現您有高血壓，雖擔心，但畢竟早期發現問題，也是萬幸！重視高血壓這問題，便將不再是大問題。

以下整理了一些高度濃縮的資料，供您參考。

高血壓已嚴重影響人們的身體健康，全球估計每年近千萬人死於高血壓。高血壓早期發現並採合理治療，一般不會有問題，但如果長期誤診、漏診或者確診卻不加合理治療等，都可能會導致嚴重問題，因可引致各種併發症，包括：中風、心肌梗塞、腎衰、猝死等等，直接影響患者的壽命和生活質素。

高血壓發病除了與家族遺傳因素有關外，多與不良的生活方式有關。主要包括飲食結構不合理，過度進食肥膩食物、高脂、高糖、高鹽，少喝水，少運動，飲酒，抽煙及經常熬夜等，加上心理壓抑、緊張、暴躁。

高血壓治療方面，分成兩步走。

第一步：不服藥，但改善生活方式一至三個月

1. 改善飲食習慣

首先應該留意飲食習慣，勿過量進食。最好早餐分量較豐富，中午少些，晚上最少。晚餐宜早吃，餐後不宜再吃宵夜。要注意均衡與清淡飲食，清淡的意思不是只吃水煮青菜，而是強調不要過鹹過油等。鹽的攝入量每日應低於六克。鹽分高的食物，如榨菜、腐乳等，應避免。不吃膽固醇高的食物如動物內臟，避免辛辣刺激及油炸食品等。從問診中知道高先生特別喜歡「重口味」的食物，甚麼都多加鹽。這一點一定要儘快改掉。

平時以五穀雜糧為主，適當多吃蔬菜和水果，多吃一些對降脂降壓有幫助的食物如海帶、木耳、芹菜等，多吃一些富含維他命 C 的食物如番茄、奇異果等。維他命有促進脂肪代謝的作用。

飲食要有規律，養成健康的飲食習慣，不可暴飲暴食。進餐速度要減慢，建議在半小時以上。減少應酬，避免外出飲食。

2. 戒煙戒酒

煙酒對高血壓均無益處，煙可令血管內皮細胞粗糙，促進血栓形成，酒可直接導致血壓升高。另應儘量不喝濃咖啡、濃茶等刺激性飲品。適量多喝水，不但有助大便通暢，更對降低血液黏度，防止血栓形成有一定幫助。

3. 適量運動

體重稍有超重，除了合理控制飲食外，應加強運動減重，但運動不可過量，運動中與運動後要隨時測量血壓，如發現一段時間的運動過後，血壓上升，出現心悸症狀，要逐漸減低運動量甚至停止運動。只有在血壓較穩定的狀態下，才能進行高血壓的運動治療。

避免參加比賽性質的運動，平時避免提過重物品。可選擇運動量小的散步、太極拳等。

4. 減緩壓力

追求事業成功所需的努力，以及帶來的壓力是很巨大的。但謀事在人成事在天，很多事情要合理、適度安排，減緩生活節奏，順其自然。輕度高血壓可通過調整生活節奏、良好的休息和充足的睡眠而恢復正常，因此要避免過度忙碌。

血壓仍不穩定時，切勿長途駕車，開車超過一至兩小時必須休息。

5. 心境平和

生氣和憤怒可誘發血壓升高，應該改變易激動、暴躁等不良性格，保持心緒平和、輕鬆、穩定。同時保持規律的休息，充足的睡眠，減輕因情緒激動、精神緊張、身心勞累等促使血壓升高的情況。講話不宜過快，以商量的口吻與對方交談，可減輕自己的緊張。

6. 測量血壓

要充分了解自己血壓的狀態，每週最少需要量度血壓一至三次，以便了解血壓變化，調整治療方案。避免環境因素對血壓的影響：寒冷的刺激會令血管收縮，血壓升高；以太熱的水洗澡使血管舒張，血壓快速降低，也需要注意。建議設立健康記事本，隨時記錄血壓波動情況及其可能原因，以作為進一步檢查治療的依據，及時安排全面的體檢。

第二步：必要的藥物治療

如果經過一至三個月的飲食及生活調養，血壓已經下降到正常水平，則不用服藥，但仍需堅持第一步的所有措施。如血壓仍未能下降到合理水平 130/80mmHg 以下，則必須考慮藥物治療。

可以首先使用中醫藥方法治療。用藥後如降壓至理想水平，並能維持血壓平穩，應繼續觀察，不可認為一時血壓下降了就萬事大吉。血壓長期過高會導致心、腦、腎等靶器官損害，但降壓治療要循序漸進，如血壓下降過快、幅度過大同樣會導致心、腦、腎等靶器官的損傷，可以出現頭暈症狀，甚至暈厥。經中醫藥治療，血壓得到有效控制後，可強化運動，改善血管基本狀態，減少藥物劑量。

要特別指出，由於高血壓通常不是單純的血壓問題，還牽涉很多器官的併發症和合併症，有的並非自己能感覺得到，因此最後也是最重要的一點就是要堅持正規的就診。

總結是：避免飲酒，戒煙，食勿太鹹，適當多喝水，作息合理，不過度疲勞，身心安泰，及時就醫，安全保健康。

徐大基敬上

全書註釋

第一部　認識高血壓

一、認識高血壓

1　趙林蔚綜述，高傳玉審校：〈白大衣高血壓和隱匿性高血壓研究進展〉，《中華實用診斷與治療雜誌》，2015 年 2 月 29 卷第 12 期，頁 1151-1153。

2　中國高血壓防治指南修訂委員會：〈中國高血壓防治指南〉2010，《中華高血壓雜誌》，2011 年，19 (8)，頁 701-743。

3　吳可貴、曹開淇、陳達光等：〈氣候因子與高血壓腦出血死亡關係的初步研究〉，《福建醫藥雜誌》，1991 年第 13 卷第 2 期，頁 3-5。

二、診斷高血壓

4　Aram V.Chobanian, George L.Bakris, Henry R.Black, et al., "Seventh Report of the Joint National Committee on Prevention, Detection, Evaluation, and Treatment of High Blood Pressure", *Hypertension*, 2009, 6: 1211~1213.

第二部　治療高血壓

三、高血壓治療的整體方案

5　中國高血壓防治指南修訂委員會：〈中國高血壓防治指南〉2018 年修訂版，《心腦血管病防治》，2019 年，19 (1)，頁 1-44。

6　劉治軍、傅得興、孫春華等：〈抗高血壓藥物相關的相互作用〉，《合理用藥臨床藥物治療雜誌》，2006 第 4 卷第 5 期，頁 31-32。

7　黃春林、朱曉新：《中藥藥理與臨床手冊》(北京：人民衛生出版社，2006 年 12 月第 1 版)，頁 334-356。黃春林、楊霓芝：《心腎疾病臨證證治》，(廣州：廣東人民出版社，2000 年 3 月第 1 版)，頁 151-157。

四、常見的併發症

8　陳凱：〈步長腦心通治療腦梗死的臨床效果觀察〉，《世界最新醫學信息文摘》，2018 年第 18 卷第 103 期，頁 192-193。

9　清余震纂輯，徐大基點評：《古今醫案按》（北京：中國醫藥科技出版社，2020 年 6 月第 1 版），頁 15。

10　趙蕊：〈原發性高血壓患者急性心梗的危險因素分析〉，《世界最新醫學信息文摘》，2015 年第 15 卷第 10 期，頁 138-139。

11　張振嶺、戈繼業、曹秀芝等：〈伴高血壓的急性心肌梗塞臨床特點〉，《高血壓雜誌》，1999 年，7 (2)，頁 125-127。

12　朱良春編著：《中醫臨床家・朱良春》（北京：中國中醫藥出版社，2001 年 1 月第 1 版），頁 167-168。

13　唐念綜述，鍾萍審校：〈高血壓心肌微血管病變的研究進展〉，《實用醫院臨床雜誌》，2018 年 11 月第 15 卷第 6 期，頁 272-275。

14　白曉秋：〈105 例高血壓性心臟病患者的中醫辨證論治〉，《中國現代藥物應用》，2015 年 1 月第 9 卷第 2 期，頁 28-29。

15　徐大基編著：《中西醫結合腎臟病諮詢手冊》（廣州：廣東科技出版社，2010 年 7 月第 1 版），頁 138-139。

16　徐大基、劉旭生：〈慢性腎衰竭〉，羅雲堅、孫塑倫：《中醫臨床治療特色與優勢指南》（北京：人民衞生出版社，2002 年 11 月第 1 版），頁 202-207。

17　徐大基：《腎病治療與中醫調養》（香港：商務印書館，2015 年 5 月第 1 版），頁 110-118。

18　高穎、韋企平：〈高血壓相關眼病〉，《國際眼科雜誌》，2008 年 7 月第 8 卷第 7 期，頁 1455-1457。

19　張晨、王保和：〈高血壓眼底病變的中醫藥治療進展〉，《天津中醫藥》，2016 年 7 月第 33 卷第 7 期，頁 445-448。

20　余月娟：〈中醫辨證治療原發性高血壓視網膜病變〉，《河南中醫》，2001 年第 21 卷第 1 期，頁 33。

21　劉新年、蘇紅新：〈自擬三七地龍湯加味治療眼底出血 38 例臨床觀察〉，《安徽中醫臨床雜誌》，2000 年，12 (1)，頁 30-31。

五、常見的合併症

22　劉穎、劉顏、王立立等：〈血管內皮細胞功能障礙及修復與高血壓關係探討〉，《中華老年心腦血管病雜誌》，2018 年，20 (7)，頁 769-711。

23　徐大基：《糖尿病治療與中醫調養》（香港：商務印書館，2014 年。）

24 張琪：《張琪臨床經驗輯要》（北京：中國醫藥科技出版社，1998 年 1 月第 1 版），頁 200。

25 黃春林：〈降血脂及抗動脈粥樣硬化藥〉，黃春林、朱曉新主編：《中藥藥理與臨床手冊》（北京：人民衞生出版社，2006 年 12 月第 1 版），頁 320-321。

26 Dixon JB, zimmet P, Alberti KG et al., "Bariatric surgery: an IDF statement for obese type 2 diabetes", *Diabet Med*, 2011, 28: 628-642. 中華醫學會糖尿病學分會、中華醫學會外科學分會：〈手術治療糖尿病專家共識〉，《中華糖尿病雜誌》，2011 年，3 (3)，頁 205-208。

27 張佩青：《國醫大師張琪》（北京：中國醫藥科技出版社，2011 年 9 月第一版），頁 210-212。

28 陳亞鋒、劉昌慧、韓其蔚：〈老年原發性高血壓患者血栓前狀態及藥物干預〉，《實用老年醫學》，2003 年第 17 卷第 3 期，頁 129-131。

29 張潤峰、李霞：〈高血壓與血栓前狀態〉，《高血壓雜誌》2004 年，12 (1)，頁 8-11。

30 錢春、郭宏敏：〈中醫藥治療糖尿病血瘀證研究進展〉，《實用中醫內科雜誌》，2009 年第 23 卷第 2 期，頁 24-25。

31 中國老年醫學會高血壓分會：〈老年人異常血壓波動臨床診療中國專家共識〉，《中華高血壓雜誌》，2017 年，25 (2)，頁 132-140。

32 北京中醫研究院西苑醫院心血管組：〈腦動脈硬化症中醫治療的體會〉，《新中醫》，1975 年 6 月，頁 29-30。

33 李連江、馬曉玲：〈三七粉和水蛭粉 3：1 配製膠囊治療間歇性跛行患者療效觀察〉，《新中醫》，2015 年 10 月第 47 卷第 10 期，頁 81。

34 安琴、王曉蘭、王娜等：〈合併冠心病的老年 H 型高血壓患者冠脈造影特點分析〉，《當代醫學》，2017 年，23 (22)，頁 98-100。

35 田盼盼、李軍：〈冠心病不穩定性心絞痛的中醫治療方法〉，2019 年 7 月第 39 卷第 7 期，頁 972-976。

36 鄧鐵濤：〈中醫臨床家・鄧鐵濤》（北京：中國中醫藥出版社，2001 年 10 月第 1 版），頁 9-15。

37 楊乃榮、林鵬：〈高尿酸血症與痛風的診斷〉，苗志敏主編：《痛風病學》（北京：人民衞生出版社，2006 年 9 月第 1 版），頁 95。

38 徐大基：《痛風治療與中醫調養》（香港：商務印書館，2012 年 7 月第一版），頁 84-87。

39 朱步先、何少奇、朱勝華等整理：《朱良春用藥經驗集》（長沙：湖南科學技術出版社，2005 年 10 月第 1 版），頁 55、96-97。

40 徐大基：〈高尿酸血症性腎病〉，黃春林、楊霓芝主編：《心腎疾病臨證證治》（廣東：廣東人民出版社，2000 年 3 月第 1 版），頁 323-330。

41 孫國傑主編：《針灸學》（北京：人民衞生出版社，2000 年 10 月第 1 版），頁 905-906。

42 胡立文、劉揚:〈我國人羣白內障與高血壓關係:基於 3247 例白內障患者的薈萃分析〉,《國際眼科雜誌》, 2013 年 2 月第 13 卷第 2 期,頁 267-270。

43 闞平、牛陽:〈年齡相關性白內障的中醫研究和治療進展〉,《遼寧中醫雜誌》, 2017 年第 44 卷第 2 期,頁 429-432。

44 阮雪萍、陳沁:〈中醫治療阻塞性睡眠窒息症新進展〉,《山西中醫學院學報》, 2016 年第 17 卷第 6 期,頁 77-79。

45 李宏、李思涵:〈老年女性骨質疏鬆與高血壓的相關性分析〉,《世界最新醫學信息文摘》, 2019 年第 19 卷第 77 期,頁 98-99。

46 韓棟、盧曉棟、王奔等:〈骨質疏鬆性骨折與高血壓相關性分析〉,《繼續醫學教育》, 2020 年 7 月第 34 卷第 7 期,頁 85-87。

47 桂大金、吳博、周琦等:〈不同類型骨質疏鬆症臨床藥物治療的研究進展〉,《醫學食療與健康》, 2020 年 7 月第 14 期,頁 210-211。

48 楊芳芳、劉穎、姜馨等:〈焦慮抑鬱相關高血壓的研究進展〉,《中國分子心臟病學雜誌》, 2018 年 10 月,頁 2645-2648。

49 章迎春、陳煒:〈焦慮症的診斷和治療〉,《全科醫學臨床與教育》, 2009 年 5 月第 7 卷第 3 期,頁 211-212。

50 李西亮:〈針灸治療焦慮症的研究概述〉,《甘肅中醫》, 2010 年第 23 卷第 12 期,頁 71-72。

51 葉利斌、盧婷婷、吳漢元:〈頸源性高血壓的臨床研究新進展〉,《中國全科醫學》, 2013 年 9 月第 16 卷第 9B 期,頁 3146-3149。

52 毛引弟、邢坤:〈體位性低血壓的危險因素及發病機制研究進展〉,《中國心血管雜誌》, 2019 年 24 卷第 6 期,頁 587-589。

53 潘曉菲、周海純、黎超:〈溫針灸「百會」「內關」「足三里」穴治療體位性低血壓的個案報導〉,《中醫藥信息》, 2012 年第 10 期,頁 93-94。

54 盧水煥、莫雲:〈老年人餐後低血壓研究進展〉,《醫學綜述》, 2013 年第 19 卷第 13 期,頁 2387-2389。

55 張彥霞、喬成棟:〈老年人餐後低血壓治療的研究進展〉,《心血管病學進展》, 2019 年 5 月第 40 卷第 3 期,頁 421-424。

六、特殊類型的高血壓

56 孫祁:〈兒童青少年高血壓的研究進展概況〉,《赤峰學院學報(自然科學版)》, 2017 年, 33 (15),頁 73-76。

57 汪文月、李昭屏:〈妊娠期高血壓疾病的血壓管理〉,《醫學綜述》, 2019 年 7 月第 25 卷第 14 期,頁 2826-2831。

58 中國老年醫學學會高血壓分會:〈老年人異常血壓波動臨床診療中國專家共識〉,《中國心血管雜誌》, 2017 年 2 月第 22 卷第 1 期,頁 1-11。

59 李婧雯、張曉卉、尹新華：〈肥胖相關高血壓的研究進展〉，《臨床與病理雜誌》，2020 年第 40 卷第 4 期，頁 1006-1009。

60 郝瑞、鄭莘：〈體位性高血壓的研究進展〉，《醫學綜述》，2013 年 12 月第 19 卷第 24 期，頁 4485-4487。

61 陶軍、張媛媛：〈體位性高血壓發生機制與防治〉，《中國實用內科雜誌》，2012 年 1 月第 32 卷第 1 期，頁 32-35。

62 郎睿、張瀟彤、王娟等：〈調肝理脾法治療體位性高血壓一例〉，《北京中醫藥》，2017 年 2 月第 36 卷第 2 期，頁 179-180。

63 張紅玉、謝席勝、馮勝剛等：〈慢性腎臟病高血壓患者夜間高血壓患病率及影響因素〉，《西部醫學》，2020 年 1 月第 32 卷第 1 期，頁 125-129。

64 劉麗、李麗霞、張鐵梅等：〈多系統萎縮患者血壓晝夜節律變化及夜間高血壓相關因素分析〉，《解放軍預防醫學雜誌》，2019 年 9 月第 37 卷第 9 期，頁 38-39。

65 劉欣、杜昕：〈夜間高血壓的管理〉，《中國綜合臨床》，2015 年 4 月第 31 卷第 4 期，頁 370-373。

66 徐大基：〈《古今醫案按》及其學術思想初探〉，《香港中醫雜誌》，2018 年第 3 期，頁 33~39。

67 汪宇鵬、李昭屏、白瓊等：〈高血壓患者清晨血壓控制現狀和用藥分析〉，《中華心血管病雜誌》，2013 年，41 (7)，頁 587-589。

68 Yano Y, Kario K, “Nocturnal blood pressure, morning blood pressure surge, and cerebrovas-cular events”, Curr Hypertens Rep, 2012, 14 (3) :219-227.

69 中華醫學會心血管病學分會高血壓學組：〈清晨血壓臨床管理的中國專家指導建議〉，《中華心血管病雜誌》，2014 年，42 (9)，頁 721-725。

70 彭志林、盧健棋、周宇楨：〈中醫藥治療清晨高血壓的研究進展〉，《光明中醫》，2016 年 12 月第 31 卷第 23 期，頁 3524-3526。

第三部 高血壓的循證調護

七、飲食原則與藥膳調養

71 徐大基：《糖尿病治療與中醫調養》(香港：商務印書館，2014 年 1 月第 1 版)，頁 215。

八、改善日常生活方式

72 中國血壓測量工作組：〈中國血壓測量指南〉，《中華高血壓雜誌》，2011 年 12 月第 19 卷第 12 期，頁 1101-1115。

附錄　高血壓相關的常見檢查與治療

名稱	解釋
血管造影 （Angiography）	一種介入檢測方法，將水溶性碘對比劑注入血管中，使血管顯影的 X 光檢查方法。
心肺運動試驗 （Cardiopulmonary Exercise Testing, CPET）	利用一定的運動負荷評測心肺功能。最常見的運動壓力來源是在跑步機上運動或是踩踏固定的運動單車測力計。另稱心臟壓力測試（Cardiac Stress Test）或心臟診斷測試（Cardiac Diagnostic Test）
電腦斷層掃描 （Computed Tomography, CT）	利用無數的 X 光射線穿透人體。取得影像後，由電腦組成二維空間影像，觀察身體的內部狀態。
電腦斷層血管攝影術 （Computed Tomography Angiography, CTA）	利用電腦斷層掃描技術進行的血管攝影檢查。
心電圖 （Electrocardiography, ECG）	利用心電圖機從體表記錄心臟每一心動週期所產生的電活動變化圖形的技術。
超聲波心電圖 （Echocardiogram）	應用超聲波檢查心臟和大血管的解剖結構及功能狀態，是一種無輻射、無創性技術。

名稱	解釋
動態心電圖（Holter Monitor）	可以記錄 24 小時內的心臟活動。
磁力共振掃描（Magnetic Resonance Imaging, MRI）	利用核磁力共振原理，從人體中獲得電磁信號，重建出人體結構圖像。
磁力共振血管造影（Magnetic Resonance Angiography, MRA）	利用血液流空效應成像，可顯示體內血管狀態。避免了 CTA 應用碘對比劑可能引起過敏等副作用的風險。
冠狀動脈再成形術（Percutaneous Transluminal Coronary Angioplasty, PTCA）	又名球囊動脈成形術、經皮腔內冠狀動脈成形術，也稱作經皮冠狀動脈介入治療（Percutaneous Coronary Intervention, PCI）、氣球擴張術，粵語俗稱「通波仔」。為最常見的血管再成形術（Angioplasty）。
經顱多普勒（Transcranial Doppler, TCD）	一種超聲波成像技術，測量顱骨超聲波的回波，來測量腦血管的血流速度等。
醫學超音波檢查（Ultrasound）	一種基於超音波的醫學影像診斷技術，使肌肉和內臟器官等軟組織可視化，包括其尺寸、結構和病理學病灶。

幸有良師

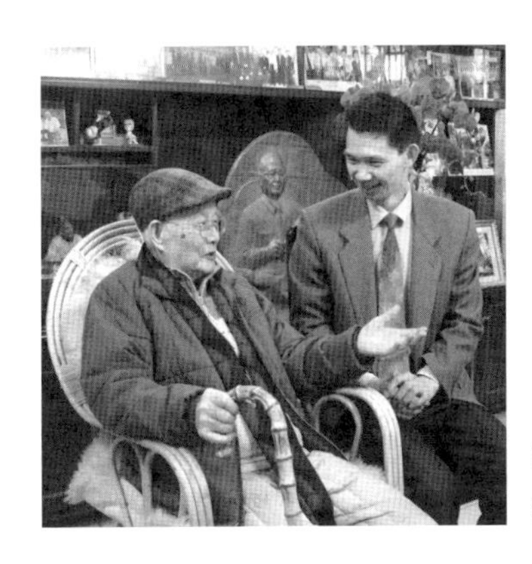

2014 年 1 月春節在廣州與鄧鐵濤教授（左）合影。

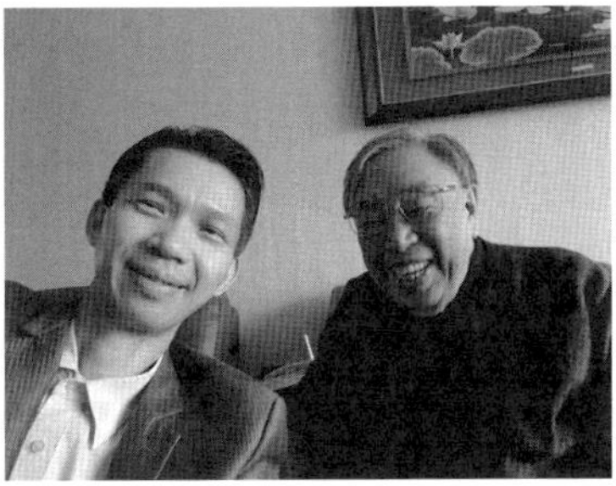

2018 年 4 月在哈爾濱與導師張琪教授（右）合影。

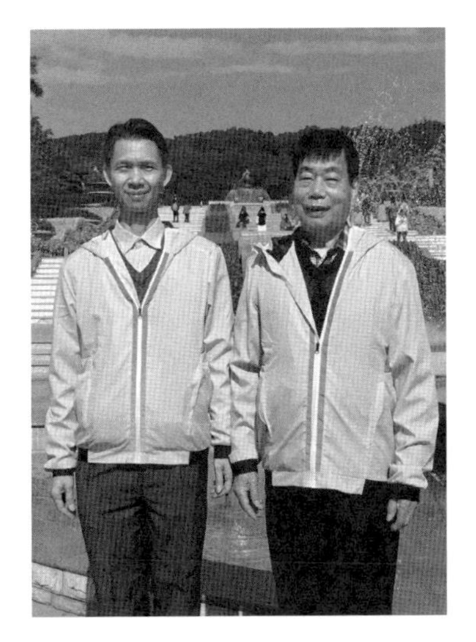

2020 年 1 月與導師黃春林教授（右）參加廣東省中醫院年度登山活動後在廣州白雲山下合影。